U0746142

皮肤外科
用药酒

中国药酒丛书

（第2版）

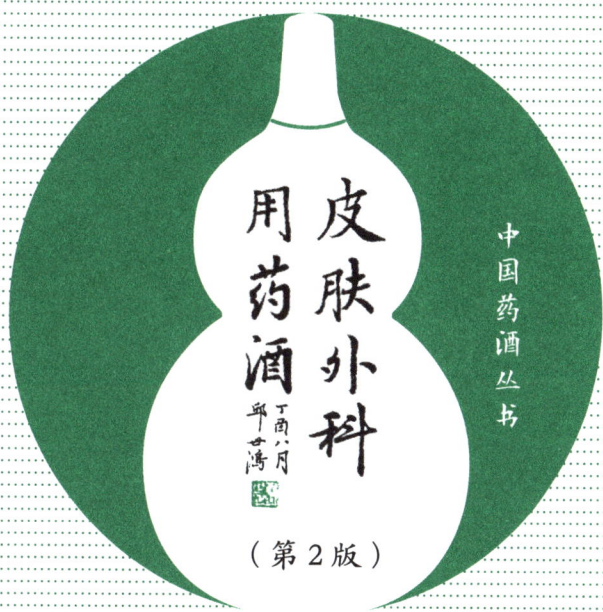

主编 罗兴洪 赵 霞

中国医药科技出版社

内 容 提 要

本书根据中医药理论，收集了古今有关治疗毒蛇咬伤、疝气、痔疮、肠梗阻、烧伤、白癜风、冻疮、脚气、麻风、牛皮癣、皮肤瘙痒、神经性皮炎、斑秃、湿疹、阴囊湿疹等有关皮肤科和外科的药酒经方、验方、名方、秘方。每个酒方按【处方】【制法】【功能主治】【用法用量】【处方来源】为序排列，特殊情况还附有【附记】，各处方剂量均换算成现代重量和容量单位，配制方法一般按家庭配制法介绍，以利广大读者制作用以防病治病、保健强身，同时也可适用于医疗、科研和药酒生产者作参考。

图书在版编目（CIP）数据

皮肤外科用药酒 / 罗兴洪，赵霞主编 . —2 版 . — 北京：中国医药科技出版社，2018.1

（中国药酒丛书）

ISBN 978-7-5067-9736-8

Ⅰ . ①皮… Ⅱ . ①罗… ②赵… Ⅲ . ①皮肤病—药酒—验方 ②外科—疾病—药酒—验方 Ⅳ . ① R289.5

中国版本图书馆 CIP 数据核字（2017）第 284043 号

美术编辑 陈君杞
版式设计 锋尚设计

出版　中国医药科技出版社
地址　北京市海淀区文慧园北路甲 22 号
邮编　100082
电话　发行：010-62227427　邮购：010-62236938
网址　www.cmstp.com
规格　710×1000mm　$^1/_{16}$
印张　9$^3/_4$
字数　160 千字
初版　2011 年 7 月第 1 版
版次　2018 年 1 月第 2 版
印次　2018 年 1 月第 1 次印刷
印刷　三河市国英印刷有限公司
经销　全国各地新华书店
书号　ISBN 978-7-5067-9736-8
定价　25.00 元

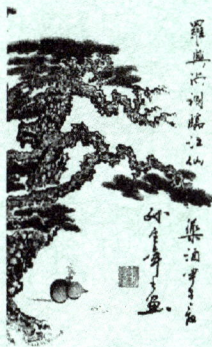

浸藥家瓦古經愈見顯藥嘗治
湯酒其罐籍方難病神酒經愈
醫鑄碓轉依代雜歧通常多酒
海就青頭舊代症黃一飲少壇
傳名囊空在紅罕盡壹用病中

随着工作经历的增多和年岁的增长，喜交朋友的我，朋友也越来越多起来。朋友多了，就难免会时时聚聚，其间不乏好饮两杯者，也有不少酒后吟诗高歌之人、挥毫泼墨之士，与他们把酒言欢，也会偶沾一点文气，倒也其乐融融。

在相聚饮酒的朋友之中，遇到过两个与众不同的人。一个是"诗、书、画、印、文"五才皆备的邱教授，他每次聚会，都自带一瓶酱香型酒，他说，菜可以差点，但酒一定要喝好酒，喝差酒，伤身体，得不偿失。因此每次聚会，他都是旁若无人的喝自己的酒，因人人知道他这一习性，习以为常，见惯也就不惊了。喝酒要喝好酒，泡药酒也要用好酒，不过泡药酒还是以清香型的好，鲜有用酱香酒泡药酒者。

还有一位"老先生"，初次见面，见他红光满面、皮肤细嫩，满头乌发，油光可鉴，脸上绝无岁月留下的皱痕。我以为他是我的同龄人，哪曾想，他可是退休多年，年近古稀（70 岁）的"老先生"。这位老先生每次参加聚会，总是带一瓶约二两装的自制药酒，大家饮酒时，他总是先喝了自带药酒，才根据聚会氛围，或多或少的饮用桌上的白酒。他说他自制药酒并天天饮用已十多年，现在感觉精神很好，身体功能犹如三四十岁之人，这些全得力于药酒之功。

今年年初我到海南出差，遇到在当地工作的一位朋友，他是 20 世纪 80 年代学西医出身，以前对中医并不怎么认同，后来随着年岁的增长，发现西医并不能解决一些体质问题。前几年我送了一本我编写的《古今药酒大全》给他，他研究了我那本《古今药酒大全》，从中选了一个方在家里泡酒，每天晚上小喝一杯，几年过去了，他发现自己又焕发了青春，现在感觉身体状况又回到了二三十岁时的样子。

当得知我所编写的书能给一些人带来健康和乐趣时，我从心里感觉到由衷的高兴。他在讲我为人类的健康做了一些贡献时，也讲那本书内容涉及面太广，对于一些不是学医学药的人来说，可能在选方时存在一定的难度，如果能将《古今药酒大全》分册出版就更好了。

因此我就计划重新编撰《中国药酒丛书》，我将《古今药酒大全》和 2011年主编出版的《中国药酒系列丛书》文稿进行了认真的校对，并结合近些年我在药酒方面的研究和体会，对书稿进行了重新的增补、修改和调整。与第 1 版相比，作了如下修改：

❶ 分类更为规范合理。根据药酒的功能主治，将以前一些分类不合理的药酒，进行了重新调整，分类更趋合理，编排亦做了相应的改进。

❷ 在《内科治疗用药酒》一书中，增加了癌症用药酒一节。

❸ 对以前的一些错误进行了修改，如剂量单位、制法、药味、白酒量。

❹ 为了尊重原作者，同时也是为了读者查阅方便，每个药酒方均标明处方来源，对指导读者配制、生产和正确应用药酒具有重要意义。

❺ 根据读者的反馈意见，结合临床用药经验，对原版中一些内容进行了修改、补充和完善，使得一些内容更加简练、精准、新颖。

❻ 对书名进行了必要的调整，如将《风湿痹疼用药酒》改为《风湿骨伤用药酒》，将《养颜美容用药酒》改为《美容养颜妇儿用药酒》，通过这样的调整，书名更能体现内容，名实更为相符。

本丛书为一套五本，分别为《养生保健用药酒》《内科治疗用药酒》《风湿骨伤用药酒》《美容养颜妇儿用药酒》《皮肤外科用药酒》，这套药酒丛书所收载的药酒方种类齐全，制作方法除介绍现在家庭泡酒方法外，还保留了传统的制作药酒的方法，我希望本丛书能给读者朋友的养生保健带来帮助，并有助于药酒的科研工作者和中医药传统文化爱好者对我国药酒的研究。

  我写作的目的一是为了学习，二是为了将以前的学习、工作、生活作一总结，三是为了更好地指导未来的学习、工作和生活。而"以工作为乐、以学习为乐、以助人为乐"一直是我的行为准则，故自号为三乐堂堂主。继承、宣传和弘扬中医药文化，让更多的人了解中医药、认识中医药、让中医药更好地为人类的健康事业服务，是我的夙愿。我希望读者阅读此书后，能够根据需要，选择一些合适的药酒方，在家里自制药酒，让中医药为我们的健康服务。然而因受知识面和写作水平所限，其中难免有失偏颇、错误遗漏之处，还望读者海涵和行家斧正。

兴 洪

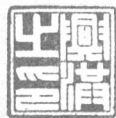

二〇一七年初秋于金陵

　　漫漫医海传药酒，铸就名家英雄。瓶瓶罐罐转头空，古籍依旧在，经方代代红。疑难杂症罕见病，中医尽显威风。一壶药酒频饮用，古今多少病，治愈酒坛中！

　　我与药酒结缘，是 1991 年在成都中医药大学读书时。我老家在川西农村，那里山高雨多，湿气较重，父老乡亲劳作艰苦，因风湿而腰膝酸软疼痛者甚众。于是我去请给我们上《方剂学》的方显树教授处方治疗。方教授认为治疗腰膝酸软疼痛需要较长的时间，为了服用方便，最好用药酒治疗。我拿着方教授开的药酒回去，患病乡亲们使用后均感效果很好，并在老家周围数十里流传，造福了一方百姓。我工作后，在南京、烟台等地，还用过这个药酒为人治疗，均有立竿见影之效。

　　但真正接触药酒是 1995 年我在四川省中医药研究院中医研究所工作时，那时我们单位的医院制剂中就有四五种药酒，用能装三五百斤酒的大瓷坛浸泡着，销量较好的有"骨科一号酒""骨科二号酒""风湿酒"等等。每个月我们都要分装一两次药酒送到药房销售，由于这些药酒安全、有效、使用方便，而深受患者青睐，常常供不应求。

　　也许是我与中医药真有着不解之缘，记得小学一年级的那个"六一"儿童节，我所获得的"三好学生"奖品就是图书《李时珍》，考大学时，在众多的学校与专业中，我考中了中药学专业。毕业后在四川省中医研究所工作了五年，从事中药的研究并有幸与许多名老中医接触，从而获得了向他们请教中医临床防病治病的良机。

　　2000 年我离开成都到南京、海南等地工作，但我一直没有放弃过对中医药的学习和研究，先后主持或参与研究开发了数个中药新药，并主编出版了《中药制剂前处理新技术与新设备》《中药制剂新技术与应用》《药食本草》《中国药酒精粹》《古今药酒大全》《活到天年的智慧》等与中医药有关的学术专著。特别是《中国药酒精粹》和《古今药酒大全》两书出版后，获得了广大读者的好评，同时也收到部分热心读者提出的宝贵意见和建议，并期待我有更多的作品问世。

应广大读者的要求，我们通过对药酒经方、时方、验方的收集整理研究，按照药酒的功能，分为《养生保健用药酒》《养颜美容用药酒》《风湿痹痛用药酒》《内科治疗用药酒》《皮肤外科用药酒》五大类编撰了此药酒系列丛书，希望能满足具有不同需求的人群，对其养生保健和防病治病有所裨益，同时也希望能对教学、临床、药酒制作和新药研究选方有所帮助，若此，则善莫大焉。但由于知识面和写作水平有限，时间也较为仓促，错误和疏漏之处在所难免，恳请广大读者批评斧正。

兴洪于北京安定门

2011 年夏

目录

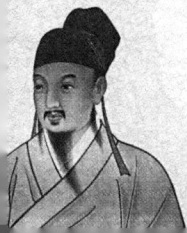

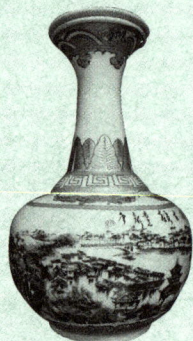

第六节　痔疮用药酒 / 037

第七节　其他外科用药酒 / 041

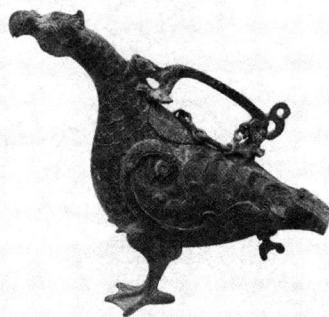

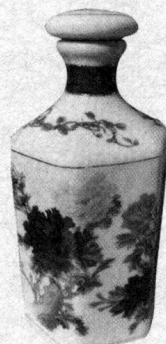

第三章　皮肤科用药酒
059

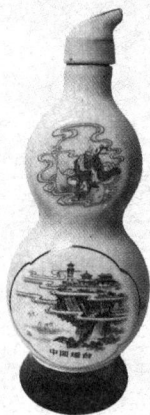

第一节　白癜风用药酒 / 060

第二节　冻疮用药酒 / 063

第三节　脚气用药酒 / 070

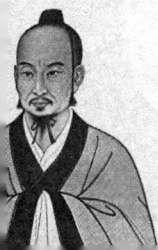

第四节　疥疮用药酒 / 080

第五节　麻风用药酒 / 083

第六节　牛皮癣（银屑病）用药酒 / 086

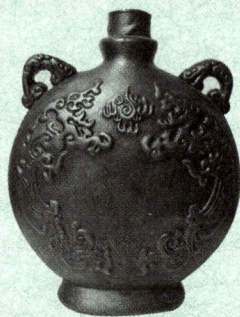

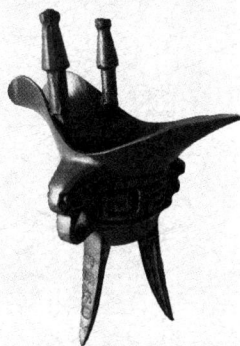

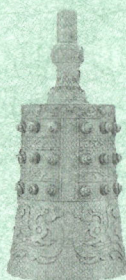

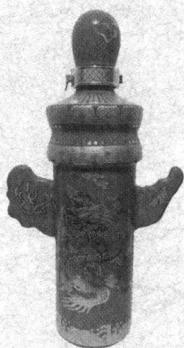

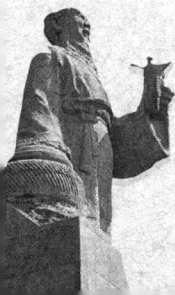

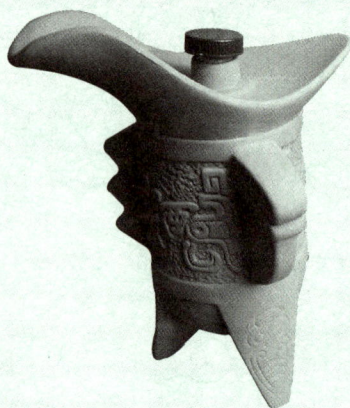

第一章

药酒总论

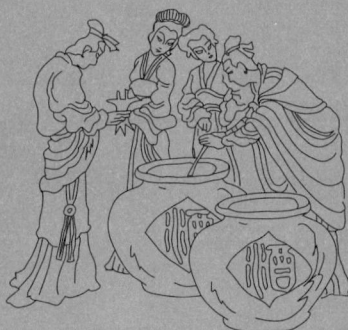

任何一种药材都不能直接应用于患者，必须制成适合于患者应用的形式，方能用以防病治病，这种形式即是剂型，药酒是一种传统的剂型。

药酒在《中国药典》中称为酒剂，系指药材用蒸馏酒提取制成的澄清液体制剂。

远在夏禹时代（公元前2000多年），我们的祖先就已学会酿酒，发现酒的作用，利用多种药物制成药酒治病，同时发现了曲（酵母），曲剂具有健脾开胃、消积化滞的功效。商代之前（公元前1766年），"伊尹以亚圣之才撰用神农本草，以为汤液"。可见现今仍在应用的汤剂、酒剂早在夏商时就已形成并应用。

随着我国经济的发展、社会的进步，人们的保健意识不断加强，有许多人希望能在家里制作一些药酒，但不知道选择什么样的药材，使用什么样的酒，如何制作药酒，如何服用药酒，服用药酒应该注意哪些事项？为此我们按照药酒的功能分5本书介绍古今的一些药酒配方，即《养生保健用药酒》《美容养颜妇儿用药酒》《风湿骨伤用药酒》《内科治疗用药酒》《皮肤外科用药酒》，希望能对相信中医药、重视保健的人有所帮助。

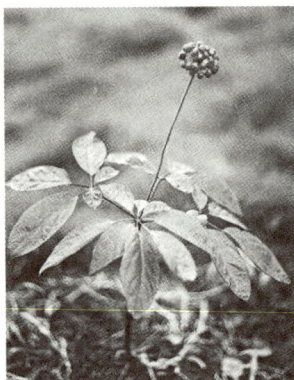

一、使用药酒的优点

中国药酒的应用延绵数千年，且越来越多的人至今仍选用药酒，是因为药酒的许多独特的优点和特点。

1. 酒有协同作用，可以提高疗效

药酒是一种加入中药的酒，而酒本身就有一定的保健作用，它能促进人体胃肠活动，帮助消化吸收，增强血液循环，促进组织代谢，增加细胞活力作用。所以中医认为其性热，走而不守，既有调和气血、贯通络脉之功，又有振阳除寒、祛湿散风之效。

2. 有利于有效成分的溶出

酒是一种良好的有机溶媒，其主要成分是乙醇，有良好的穿透性，易于进入药材组织细胞中，可以把药材里的大部分水溶性成分以及水不能溶解、需用非极性溶解的有机物质溶解出来，能更好地发挥中药原有的综合作用，服用后又可借酒的宣行药势之力，促进药物疗效最大程度地迅速发挥。

3. 适应范围广

可按不同的中药配方，制成各种药酒来治疗不同的病症，凡临床各科200余种常见病、多发病和部分疑难病症均可疗之。此外药酒既可治病防病，又可养生保健、美容润肤，还可作病后调养。日常饮用得当还可延年益寿。

4. 口感好，人们乐于接受

一杯口味醇正、香气浓郁的药酒，既没有古人所说的"良药苦口"的烦恼，也没有现代打针输液的痛苦，给人们带来的是一种佳酿美酒的享受，所以人们乐意接受。

5. 吸收迅速，起效快

饮用药酒后，吸收迅速，可及早发挥药效。因为人体对酒的吸收较快，药物之性（药力）通过酒的吸收而进入血液循环，周流全身，能较快地发挥治疗作用。

6. 剂量小，便于服用

药酒方中，虽然药味庞杂众多，但制成药酒后，其药物中有效成分均溶于酒中，剂量较之汤剂、丸剂明显缩小，服用起来也很方便。

7. 制作方便

药酒制作方便，只需要有能密封的合适容器，将药材浸泡在酒中密封最短7至15天即可制成，一般家庭均可以制作。

8. 稳定性好

由于酒有防腐、消毒作用，可以防止细菌的滋生，提高药酒的稳定性。当药酒含乙醇40%以上时，可延缓许多药物的水解，增强其稳定性。

用酒浸药，不仅能将药物的有效成分溶解出来，使人易于吸收，由于酒性善行，能宣通血脉，还能借以引导药物的效能到达需要治疗的部位，从而提高药效。另外，药物酒渍不易腐坏，便于保存，可以随时饮用。因此药酒为历代医家和患者所喜爱。

二、正确选用药材

目前的中药千差万别，所选择的中药如果不好，不仅不能起到治疗或养生保健的作用，反而还有可能对人体的健康有害。

1. 选择品质好的道地药材

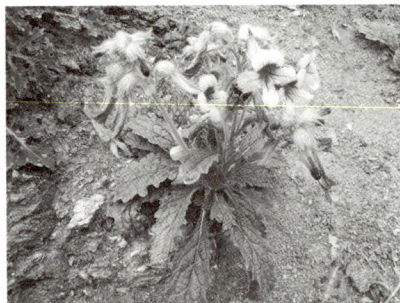

道地药材是指在一特定自然条件、生态环境的地域内所产的药材，因生产较为集中，栽培技术、采收加工也都有一定的讲究，以致较同种药材在其他地区所产者品质佳、疗效好。道地，也代表了质量地道，也即功效地道实在，确切可靠。

道地药材被视为古代中医辨别优质中药材的独具特色的标准，也是我国中药行业一个约定俗成的中药质量概念。

同种异地出产的药材，在质量上有明显差异，如人参、地黄、杜仲、当归等，产地不同药效差异很大，常把某地出产的药材称为"道地药材"，而其他产地出产的则叫"非道地药材"；产于浙江的贝母，叫浙贝母、大贝母或象贝母，长于清肺祛痰，适用于痰热蕴肺之咳嗽；而产于四川的川贝母，长于润肺止咳，治疗肺有燥热之咳嗽、虚劳咳嗽。选用泡药酒用的中药材时，尽可能选用道地药材。常常得到人们赞誉的如甘肃的当归，宁夏的枸杞子，四川的黄连、附子，内蒙古的甘草，吉林的人参，山西的黄芪、党参，河南的牛膝、地黄、山药、菊花，江苏的苍术，云南的茯苓、三七等。

2. 选择规范的炮制品

中药通过炮制，可以起到如下作用。

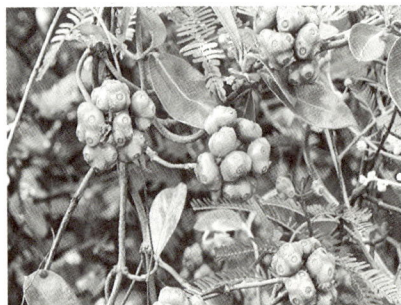

（1）增强疗效：活血通络、调经止痛、祛风除湿之药多用酒制以助归经入血分增效，如当归、川芎、威灵仙等；疏肝理气、活血祛瘀、行气止痛之药多用醋制入肝以助功效，如元胡、香附、柴胡、乳香等；强腰膝、补肝肾、固精壮阳、滋阴泻火之药多用盐制下行入肝肾以增药效，如杜仲、巴戟天、小茴香、知母等；止咳化痰、温胃止呕之药多用姜制，以助归脾胃经增效，如黄连、竹茹、厚朴、草果等。

（2）降低毒副作用：川乌、草乌、附子、马钱子生用有毒，经用辅料甘草和黑豆煎煮加工后，可祛除其毒性，才能内服。

（3）改变药性：如生首乌有生津润燥、滑肠通便等作用，但经黑豆汁蒸煮后，却有补肝肾、益精血、乌须发的功能。

（4）有利于有效成分溶出：如石膏、自然铜、龙骨、牡蛎、石决明、穿山甲等，这类药物质地坚硬，难于粉碎，不便制剂和调剂，而且在短时间内也不易煎出有效成分，因此必须经过炮制，采用煅、煅淬、砂烫等炮制方法使质地变为酥脆，才易于粉碎，从而使有效成分易于煎出。

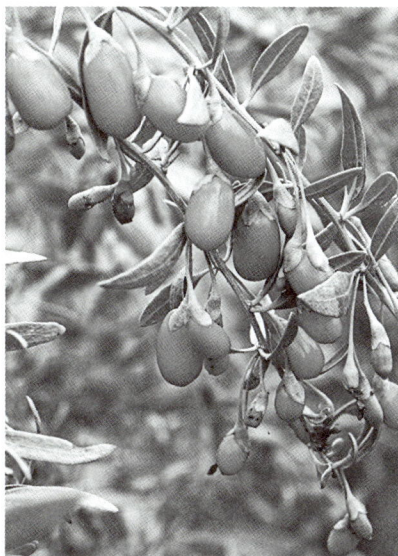

中医学认为，每种药物都具有一定的特性，或偏于寒或偏于热，或升或降，或苦或咸，或归经不同。利用此不同的特性，补偏救弊，调整机体阴阳气血的偏胜偏衰，恢复生理平衡而达治疗疾病的目的。这些不同的特性统称为药性理论，内容包括四气五味、升降浮沉、归经等，是药物本身固有的。然而，通过对中药进行加工炮制，或制其形，或制其性，或制其味，或制其质，可以调整或改变药性，或降其毒，或纠其偏，或增其效，或攻其专等，取其所需满足临床用药。

三、正确选用酒

古人的药酒与现代的药酒具有不同的特点：①古代药酒多以酿制的药酒为主；②基质酒多以黄酒为主，黄酒酒性较白酒为缓和。

一般来讲，现代家庭药酒的制作中，对于药酒基质酒的选择，应根据个人身体情况来选。通常认为浸泡药酒多以40°～60°的米酒或优质白酒较合适，对于专业药厂也多采用50%～60%的白酒。其依据是：乙醇浓度若过低则不利于中药材中有效成分的析出，而乙醇浓度过高，则可能导致水溶性成分难以溶出，且服用时因乙醇浓度太高而服用困难。对于酒量较小的人或病情的原因，也可以采取40°左右的低度白酒、黄酒、米酒或果酒为溶剂，但浸出的时间要适当延长，或复出次数适当增加，以保证药物中有效成分的溶出。

外用药酒度数可以偏高一些，用65°、70°或75°的均可，度数高有利于有效成分穿透皮肤、黏膜进入人体发挥作用。

四、家庭药酒的制作方法

　　首先要选择合适的容器，一般选择能密封的陶瓷罐、玻璃瓶等，因为这样的容器是惰性的，不会与酒或药物发生反应。盛装药酒的容器，一定要保证清洁干净，可以在盛装药酒前，用开水烫一烫，或用75%乙醇进行消毒。

　　家庭制作药酒，采用浸泡法。将炮制好的药材洗净，放入准备好的瓶或罐中，第一次加入8～10倍量的酒，密封浸泡7天以上，即可取出服用，在取出服用过程中，可以继续不断添加不超过10倍量的酒。而如果是外用药酒，则以3～5倍较好，这样制成的药酒浓度高，有利于外用时有足够的用药剂量，起到治疗作用。

　　所用药材如能切成薄片最好，如果泡酒容器比较大，药材本身比较小或是贵重的药材，如人参、天麻、虫草、贝母、阿胶、枸杞子等也可以不切片，直接放入，浸泡的时间稍微长一些即可，如浸泡半个月或一个月，再粗大的药材，其有效成分也基本可以浸出来了。

　　储存药酒的位置，应选在阴凉处，温度在10～25℃为宜，且放置位置的温度变化不应过大。同时，药酒不能与煤油、汽油及腥、臭等怪味较大、刺激味较浓或其他有毒物品放置在一起，避免药酒串味，影响服用。并注意防火，不要将药酒与蜡烛、油灯等物品放置一起。

　　夏季贮存药酒时，要避免药酒被阳光直接照射，因为药酒中有些成分遇到强光会发生分解。若被强烈的阳光直接照射，会造成药酒内有效成分的损失，使药物的功效降低。在冬季时，要避免药酒因受冻而变质，温度不应低于-5℃。

五、药酒的使用方法

　　药酒的使用方法，一般可分为内服和外用两种。但有的药酒既可内服，也可外用。外用法，一般按要求使用即可，但对于内服药酒，则需注意以下几点。

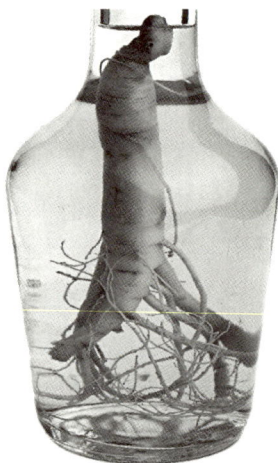

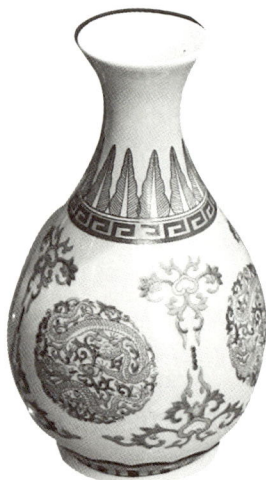

1. 饮量适度

服用药酒，要根据本人的耐受力，适量饮用，一般每次饮用10～30ml即可。每日2～3次，或根据病情及所用药物的性质和浓度而做适当调整。总之饮用不宜过多且不能滥饮，要按要求而定。平时习惯饮酒的人服用药酒的量可稍高于一般人，但也要掌握好分寸，不能过度。少饮酒或不习惯饮酒的人服用药酒时则应从小剂量开始，循序渐进，逐步过渡到需要服用的量。而如果以用药剂量来考量，治疗类的药剂以每天相当于服用10～20g药的药酒较好，保健类长期服用的以5～10g药的药酒为度。外搽或外敷的，少量多次，尽可能多使用一些为宜。

对于这点比较重要，古今关于饮酒利害之争较多。宋代邵雍诗曰："人不善饮酒，唯喜饮之多；人或善饮酒，难喜饮之和。饮多成酩酊，酩酊身遂疴；饮和成醺酣，醺酣颜遂酡。"这里的"和"即是适度、适量，不能太过，过则伤害身体，饮之太少，不及，由于达不到剂量，而不能起到治疗或养身的作用。

2. 喝药酒的时间

前人一般认为酒不可以在晚上喝。《本草纲目》上讲："人知戒早饮，而不知夜饮更甚。既醉且饱，睡而就枕，热拥伤心伤目。夜气收敛，酒以发之，乱其清明，劳其脾胃，停湿生疮，动火助欲，因而致病者多矣。"由此可见，之所以不主张晚上饮酒，主要因为夜气收敛，一方面所饮之酒不能发散，热壅于胃，有伤心损目的可能性；另一方面酒本为发散走窜之物，又扰乱夜间人气的收敛和平静，伤人之和。此外，在关于饮酒的节令问题上，也存在两种不同看法。一些人从季节温度高低而论，认为冬季严寒，宜饮酒，以温阳散寒。

现在研究表明，药酒在晚上喝较好，服用后睡下，以助于药的吸收，并降低对脑的损伤，但最好在睡前两个小时服用。

3. 喝酒的温度

一些人主张冷饮，也有一些人主张温饮。主张冷饮的人认为，酒性本热，如果热饮，其热更甚，易于损胃。如果冷饮，则以冷制热，无过热之害。元代医学家朱震亨说酒"理直冷饮，有三益焉。过于肺入于胃，然后微温，肺先得温中之寒，可以补气；次

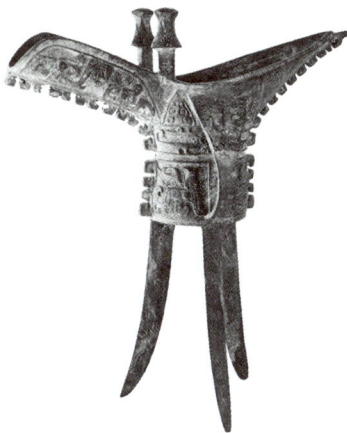

得寒中之温，可以养胃。冷酒行迟，传化以渐，人不得恣饮也。"但清人徐文弼则提倡温饮，他说酒"最宜温服""热饮伤肺""冷饮伤脾"。

实际上从临床的情况来看，酒虽可温饮，但不要热饮，热饮使酒的穿透力增强，对大脑的伤害较大，因此建议是常温服用。

4. 辨证使用

根据中医理论，饮酒养生较适宜于老年人，气血运行迟缓的、阳气不振的，以及体内有寒气、有痹阻、有瘀滞的患者。药酒随所用药物的不同而具有不同的性能，用补者有补血、滋阴、温阳、益气的不同，用攻者有化痰、燥湿、理气、行血、消积等的区别，因而不可一概用之。体虚者用补酒，血脉不通者则用行气活血通络的药酒；有寒者用酒宜温，而有热者用酒宜清。特别是对于治疗性的药酒，更需要在临床医生的指导下辨证使用。

5. 坚持饮用

由于在制作药酒时，常加药材10～20倍量的酒制作药酒，10ml药酒中只含0.5～1g药材，而常常每次服用在30～50ml，那相当于服用1.5～2.5g的生药，每天只能服用不足10g生药，而与一般常规每天服用20g生药相比，服用剂量较少。因此，为了能有效的保健和治疗，需要坚持饮用，古人认为坚持饮酒才可以使酒气相接。唐代大药学家孙思邈说："凡服药酒，欲得使酒气相接，无得断绝，绝则不得药力。多少皆以和为度，不可令醉及吐，则大损人也。"

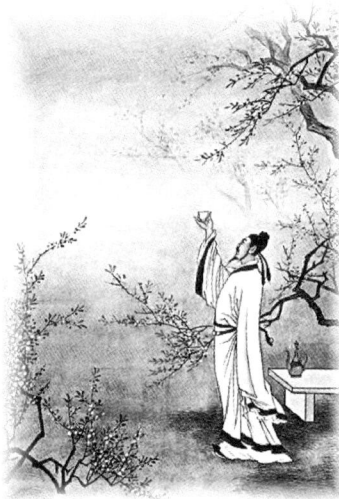

6. 辨证使用

治疗药酒一定要适合病症，有针对性服用，不可几种治疗作用不同的药酒同时或交叉服用，以免影响疗效或引起不良反应。服补性药酒，也要适合自己的身体状况，要有针对性，不可乱饮，否则会适得其反，有碍健康。

7. 要中病即止

用于治疗的药酒，在饮用过程中，应病愈即止，不宜长久服用，避免长期服用而造成对酒精的依赖性；滋补性药酒，也要根据自己的身体状况，适宜少饮，不可过量，以避免过量饮用而造成对身体的不必要的负担，未补却伤身。但对于养生保健用药酒，最好能长期服用。

六、服用药酒注意事项

酒本身就是药，也可以治病，与药同用，药借酒势，酒助药力，其效尤著，而且使适用范围不断扩大。因为药酒既有防病治病之效，又有养生保健、延年益寿之功，因而深受民众欢迎。但常人有云"是药三分毒"，药酒也不例外。如果不宜饮用或饮用不当，也会适得其反。因此注意药酒的各种禁忌和有节制的饮酒就显得尤为重要。

1．适量而止

饮用时不宜过多，应适量饮用。凡服用药酒或饮用酒，要根据人的耐受力，要合理、适宜，不可多饮滥服，以免引起头晕、呕吐、心悸等不良反应。即使是补性药酒也不宜多服，如过量饮用含人参的补酒，可造成胸腹胀闷、不思饮食；多服了含鹿茸的补酒则可引起发热、烦躁，甚至鼻衄（即鼻出血）等症状。

2．因人而宜

不宜饮酒的人不能饮用药酒。凡是药酒或饮用酒，不是任何人都适用的，不适用的，就要禁饮。如对酒精过敏的人群，还有孕妇、乳母和儿童等人就不宜饮用药酒，也不宜服用饮用酒。年老体弱者，因新陈代谢功能相对缓慢，饮酒时也应适当减量，避免给身体造成过重的负担。此外，对酒过敏的人或某些皮肤病患者也要禁用或慎用药酒。

3．外用药酒，不能内服

凡规定外用的药酒，则禁内服。若内服的话，会引起头晕、呕吐，严重甚至会引起休克等不良反应，特别是含有剧毒中药的外用药酒，更不能内服。

七、药酒也可用水煎煮服用

制作药酒，一方面是有利于有效成分的浸出，提高疗效；另一方面则是为了使用方便。如果不会饮酒或不能饮的，可以选用相应的药酒方将药配齐后，直接用水煎煮服用，一样能达到治病防病的效果。

　　药酒是传统的有效剂型，在数千年的人类历史发展过程中，为我国人民的防病治病做出了较大贡献，我们需对流传下来的药酒进行去粗取精、去伪存真的筛选，并采用科学、规范的制作方法，才能使药酒发扬光大，为人类的健康事业作出更大的贡献。

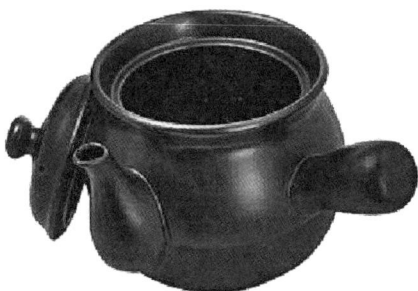

第二章
外科治疗用药酒

第一节
毒蛇咬伤用药酒

小红藤酒

〔处　方〕小红藤65g•红芽大戟25g•雄黄45g•白酒200ml

〔制　法〕上药（前3味）一日2剂。1剂捣碎，置容器中，加入白酒，搅拌15分钟左右，待药味浸出后，即可使用。另一剂加水适量，煎30分钟左右，取候待用。

〔功能主治〕清热解毒，消肿止痛，化腐生肌。用于毒蛇咬伤，适用于竹叶青蛇、蕲蛇、龟壳花蛇及蜈蚣、黄蜂、毒虫等咬蜇伤。

〔用法用量〕用时先于咬伤处作一切口（贯通二牙痕、深至皮下），用拔火罐法于切口处吸拔出恶血和毒液，然后取本方，每日2剂。用水煎剂，外洗和浸泡伤处。

酒剂：每次服50~60ml，日服3次。洗后，再用此药酒，用药棉蘸药酒涂搽患肢伤口肿胀处，自上而下，由轻到重地涂搽，挤压。每次约20分钟，把毒液从创口挤压出来。并嘱患者家属用此药酒频频涂搽肿处，使其保持湿润。

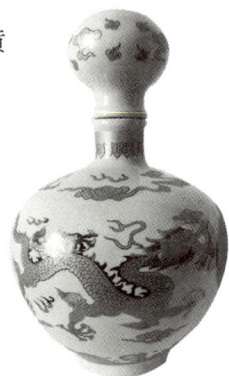

〔处方来源〕《百病中医熏洗熨擦疗法》

〔附　记〕本方对早期应用，能控制局部组织溃烂坏死；对晚期已溃烂的伤口能促进愈合之功。

复方山扁豆酒

〔处　方〕山扁豆全草25g•金牛远志全草25g•无患子25g•乌桕根25g•瓜子金全草25g•卵叶娃儿藤根250g•六棱菊9g•甘草15g•白酒1.5L

〔制　法〕将前8味洗净，切碎，置容器中，加入白酒，密封。浸泡7~15天后，过滤去渣，即成。

〔功能主治〕清热解毒，消肿止痛。用于毒蛇咬伤。

〔用法用量〕口服：成人每次服15～20ml（约2汤匙），每隔1小时服1次。小儿酌减。

〔处方来源〕《全国中草药汇编》

酒精蜈蚣液

〔处　　方〕活蜈蚣10条 • 95%乙醇500ml

〔制　　法〕取500ml广口瓶一个，盛满95%乙醇（酒精），将活蜈蚣10条放入瓶中，盖严，浸泡1个星期后即可使用。浸泡时间越长，药效越佳。

〔功能主治〕熄风，止痉，止痛。用于治瘰疬及毒蛇咬伤、虫蜇咬伤。

〔用法用量〕治黄蜂蜇伤：用棉签蘸蜈蚣液涂搽伤处，一次即可止痛，消肿。治毛虫或毛虫状物落在身上引起皮肤过敏：搽一次即可除敏止痒。治蜈蚣咬伤：先将伤口处的瘀血挤净，再涂蜈蚣液，或用上液清洗伤口及周围，涂两次可消肿止痛。治蜘蛛及其他毒虫咬伤亦可用此药。

〔处方来源〕《新中医》1999，（6）：43

蛇不见酒

〔处　　方〕蛇不见15g • 滴水珠15g • 七叶一枝花6g • 青木香10g • 异叶茴芹10g

〔制　　法〕上药煎汤，或加白酒10ml（黄酒30ml）。（发热者不加酒）

〔功能主治〕解毒消肿祛瘀。用于治疗蛇咬伤。

〔用法用量〕口服：每次服10～30ml，日服2次，连服7～10日，局部用拔火罐吸出毒液，另将蛇不见25g，滴水珠25g加食醋20ml捣烂敷局部，每日换药一次，直至肿消。

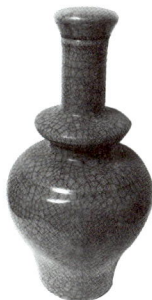

〔处方来源〕《中国中西医结合杂志》1996，（9）：543

蛇伤治酒

〈处　方〉山扁豆200g • 香茶菜100g • 瓜子金100g • 一支箭100g • 两面针果100g • 60°白酒1.5L

〈制　法〉将前5味按比例共研细末或切成薄片，置容器中，加入白酒，密封，浸泡15天后，过滤取酒，即成。

〈功能主治〉清热解毒，消肿止痛。用于各种毒蛇咬伤。

〈用法用量〉口服：首次以微醉为度，以后每次服10~15ml。至病情控制为止，改为日服3次。

〈处方来源〉《中国当代中医名人志》

蛇伤药酒 I

〈处　方〉黄连60g • 吴茱萸220g • 白芷220g • 五灵脂220g • 雄黄220g • 黑皮蛇170g • 白毛莲170g • 细辛90g • 大黄280g • 金果榄40g • 坑边藕560g • 荆芥560g • 黄柏120g • 七星剑400g • 山白菜400g • 巴豆叶50g • 海底眼针600g • 九里香叶340g • 米酒15L

〈制　法〉将前18味捣碎或切成薄片，混匀，先取2/3量，置大容器中，加入米酒，密封；浸泡20天后，过滤，滤液再浸其余1/3药物，浸泡2天，过滤即得。

〈功能主治〉解毒消肿。用于各种毒蛇咬伤中毒。

〈用法用量〉口服：轻者每次服30ml，日服1次；重者每次服60ml，每2~3小时服1次。

外用：可用棉花、布、纸渗药酒温敷。敷药前暴露伤口，以大蒜头（或辣椒）轻搽，自上而下，搽至出血为度。

〈处方来源〉《中药制剂汇编》

蛇伤药酒 II

〈处　方〉山扁豆全草15g • 瓜子金全草15g • 大金不换全草15g • 双飞蝴蝶棍15g • 洗手果树皮15g • 白乌桕树根皮15g • 六棱菊全草15g • 米酒500ml

〈制　法〉将前7味洗净晒干切碎，置容器中，加入米酒，密封，浸泡3个月后，过滤去渣，即成。

〔功能主治〕清热解毒，利尿消肿。用于毒蛇咬伤。

〔用法用量〕口服：成人每次服30～50ml（重证加倍）。银环蛇、金环蛇咬伤者，每半小时服1次，连服3天，症状好转后每隔2～3小时服药1次。吹风蛇、青竹蛇咬伤者。每隔2～3小时服药1次（重症每半小时1次、症状好转后改为每2～3小时1次）。还可用药酒自上而下涂搽伤口周围肿痛处，每日搽4～5次。小孩与妇女可加温开水于药酒内同服。

〔处方来源〕《新医学》

蛇咬伤药酒 I

〔处　方〕入土金75g • 三丫苦75g • 鸡骨香75g • 田基黄40g • 半边旗40g • 半边莲40g • 米酒500ml

〔制　法〕将前6味捣碎，置容器中，加入米酒，密封，浸泡1个月后即可取用。

〔功能主治〕清热解毒。用于毒蛇咬伤。

〔用法用量〕口服：成人每次服40～50ml，小儿每次服25ml，日服2～3次。外用：用药棉浸酒湿敷伤口及周围处，日敷数次。

〔处方来源〕《新医药通讯》

〔附　记〕已治200多例眼镜蛇咬伤，均获痊愈。治疗时间1～4日。

蛇咬伤药酒 II

〔处　方〕了哥王根30g • 两面针根120g • 虾辣眼根90g • 酸藤根60g • 30°米酒1.5L

〔制　法〕将前4味洗净，切碎，置容器中，加入米酒，密封，浸泡7～10天后，过滤去渣，即成。

〔功能主治〕清热解毒。用于毒蛇咬伤。

〔用法用量〕口服：每次服10ml，日服2～3次。
外用：伤口局部进行消毒，切开排毒后，自外向伤口四周，涂搽药酒，日涂搽4～5次。

〔处方来源〕《新医药通讯》

蛇药酒Ⅰ

〈处　　方〉三角草（全草）200g • 米酒500ml

〈制　　法〉三角草用40°米酒500ml浸渍2星期即得。

〈功能主治〉清热凉血。用于治疗毒蛇咬伤、跌打肿痛、痈疮脓肿。

〈用法用量〉口服：每次20～40ml。

〔处方来源〕《中药制剂汇编》

蛇药酒Ⅱ

〈处　　方〉小叶蛇总管100g • 寮刁竹25g • 米双酒（或米三花酒，白酒亦可）250ml

〈制　　法〉将药切碎，与酒混合浸3星期即可。

〈功能主治〉清热解毒，散瘀消肿。用于各种蛇毒咬伤。

〈用法用量〉口服：首次量50～100ml，之后每次服25～50ml，日服3～4次，连服3～4日。

⚠ **注意事项：个别病人服药后有呕吐。**

〔处方来源〕《中药制剂汇编》

第二节
瘰疬用药酒

内消酒

〈处　　方〉鲜仙人掌（洗净）250g • 羌活30g • 杏仁（去皮尖）30g • 白酒1L

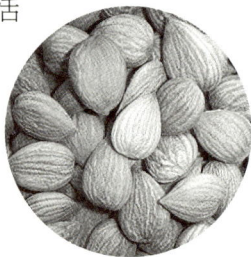

〈制　　法〉将前3味捣碎或切成薄片，置容器中，加入白酒，密封，浸泡7天后，过滤去渣，即成。

〈功能主治〉清热解毒，消肿散结。用于风热毒气、结成瘰疬。

〔用法用量〕口服：每日空腹温服10ml，临睡再服10ml，以消力度。

处方来源 明·《普济方》

白头翁酒

〔处　　方〕白头翁根150g • 白酒1L

〔制　　法〕先将白头翁根用水洗去泥土，趁潮润剪成寸段，置坛内，加入白酒，外用厚布和线绳严封坛口，隔水煮数沸，取出，放地上阴凉处，出火毒2～3天后，过滤去渣，贮瓶备用。

〔功能主治〕解毒散瘀，排脓敛疮。用于瘰疬日久成疮、溃后脓水清稀、久不收回者。

〔用法用量〕口服：每次食后1小时服10～20ml。每日早、晚各服1次。连续服用至愈。

❗ 注意事项：服药期间，忌一切生冷、油腻及辛辣食物。

处方来源 《江苏中医》

玄参酒

〔处　　方〕玄参150g • 磁石（烧令赤、醋淬七遍，研细水飞）150g • 白酒1L

〔制　　法〕将玄参切碎，与磁石一同入布袋，置容器中，加入白酒，密封，浸泡7天后，过滤去渣，即成。

〔功能主治〕滋阴，泻火，潜阳。用于瘰疬寒热，先从颈腋诸处起者。

〔用法用量〕口服：临卧空腹温服10ml。

处方来源 宋·《圣济总录》

老蛇盘酒

〔处　　方〕老蛇盘60g • 白酒500ml

〔制　　法〕将上药捣碎，置容器中，加入白酒，密封，浸泡5～7天后，过滤去渣，即成。

〈功能主治〉祛风散瘀，通络散结。用于淋巴结核、甲状腺肿大。

〈用法用量〉口服：每次服15ml，日服2次。

〈处方来源〉 《陕甘宁青中草药选》

首乌酒 II

〈处　方〉生何首乌（或夜交藤）200g • 60°白酒500ml

〈制　法〉将上药切碎，置容器中，加入白酒，密封，隔水炖3~5小时即成。

〈功能主治〉补血养血。用于瘰疬结核及各种痈疽肿毒。

〈用法用量〉口服：每次服15~30ml，日服3次，或随时随量服之。

〈处方来源〉 《偏方大全》

秫米白杨皮酒

〈处　方〉秫米15kg • 圆叶白杨皮500g • 曲末250g

〈制　法〉上药去土黑者，慎令勿见风，细切五升，煮取二升，浓汁渍曲末五两，用秫米三升，依酒法酿造，等熟后，封塞17日。

〈功能主治〉健脾，软坚。用于疗瘿。

〈用法用量〉口服：空腹服一大盏。每日服2次，3日即见效。

〈处方来源〉 明·《普济方》

消瘿酒

〈处　方〉昆布10g • 海藻15g • 沉香3g • 雄黄3g • 白酒100ml

〈制　法〉将前4味切段，置容器中，加入白酒，密封，浸泡10天后，过滤去渣，即成。

〈功能主治〉行瘀散结。用于瘿瘤、瘰疬、大脖子病等。

〈用法用量〉口服：每次饭后温服10ml，日服2次。

〈处方来源〉 明·《景岳全书》

海藻乌蛇酒

〈处　方〉海藻（洗去盐味、焙干）250g • 乌蛇（酒浸去皮骨、炙令色黄）250g • 白酒4L

〈制　法〉将前2味捣为细末，置容器中，加入白酒，密封，浸泡1个月后，过滤去渣，即成。

〈功能主治〉祛风解毒，软坚散结。用于风毒所攻、颈项生瘰疬如连珠。

〈用法用量〉口服：每次服15ml，日服2次。

〖处方来源〗宋·《太平圣惠方》

海藻昆布浸酒

〈处　方〉海藻500g • 昆布500g • 白酒5L

〈制　法〉将前2味切段，置容器中，加入白酒，密封，浸泡7日后即可取用。

〈功能主治〉软坚散结。用于瘰疬颌下如梅核、瘿瘤。

〈用法用量〉口服：不拘时，随量服之。酒尽将药渣晒干，研细末，每次服3g，用酒冲服，日服3次。

〖处方来源〗明·《普济方》

〈附　记〉瘿：是指甲状腺增大的一类疾病，为颈部肿块，俗称大脖子病。多由饮食中含碘不足，或恼怒忧思过度，心情不畅，气滞郁结而成。古文献中有多种名称，如气瘿、肉瘿、血瘿、筋瘿、石瘿等。主要临床表现为颈前生长肿物，有的呈弥漫性，有的呈结节性，或红而高突，或下垂似囊，可伴有吞咽障碍，或易怒、多汗、恶热等。多属地方性甲状腺肿，甲状腺功能亢进，甲状腺癌和多种甲状腺疾病的统称。

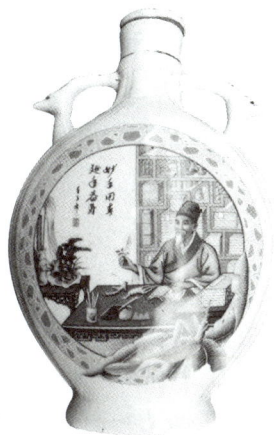

海藻酒

〖处　　方〗海藻500g · 黄酒1.5L

〖制　　法〗将海藻用清水漂去盐味，置容器中，加入黄酒，密封，浸泡7天后即可取用。

〖功能主治〗消痰结，散瘿瘤。用于瘿瘤、瘰疬、疝气，如淋巴结核、甲状腺肿大、甲状腺瘤、睾丸结核等。

〖用法用量〗口服：每次饭后服30ml，日服3次。酒尽将海藻晒干，捣为末，每用黄酒调服3g。以愈为度。

〖处方来源〗明·《本草纲目》

〖附　　记〗药理研究证明海藻所含碘化物可预防和纠正由于缺碘所引起的甲状腺功能不足。

桑椹醪

〖处　　方〗鲜桑椹1kg · 糯米500g · 酒曲适量

〖制　　法〗将桑椹洗净，捣烂，以纱布绞汁，将汁与糯米按常法煮成干饭，待凉，加入酒曲（压碎），拌匀，发酵成酒酿，即成。

〖功能主治〗滋补肝肾，舒筋活络，聪耳明目。用于瘰疬、关节不利、消渴、耳鸣、目暗、便秘等症，兼治各种痈疽肿毒。

〖用法用量〗口服：每日随量佐餐服用。

〖处方来源〗《百病中医药酒疗法》

梓木草酒

〖处　　方〗梓木草30g · 40°白酒450ml

〖制　　法〗取梓木草干品和白酒加在500ml盐水瓶中，密封减压，置于锅中蒸煮至瓶内药酒沸腾出气，改用文火再煮1小时即可。

〖功能主治〗温中健胃，消肿止痛。用于胃痛、吐血、跌打损伤、骨折、淋巴结核。

〖用法用量〗口服：每次30~40ml，日服2次，老人、妇女及儿童，用量酌减，以饭后服为宜，连服2个月为1疗程，一般需1~2个疗程。

〔处 方 来 源〕 《新中医》1997，（1）：19

〔附　　记〕 梓木草，在南京地区俗称"疬子颈草"，说明民间用其治淋巴结核的传统。

蜘蛛浸酒方

〔处　　方〕 大肚蜘蛛不拘多少 • 白酒适量

〔制　　法〕 将上药用酒研烂，去渣，备用。

〔功能主治〕 祛风，消肿，解毒。用于颌下结核不消。

〔用法用量〕 口服：临卧温服5～10ml。

〔处 方 来 源〕 明 • 《普济方》

瘰疬药酒方

〔处　　方〕 鹤风草250g • 忍冬藤180g • 野蓬蒿120g • 野菊花120g • 五爪龙30g • 马鞭草40g • 老酒7.5L

〔制　　法〕 将前6味切碎，入布袋，置容器中，加入老酒，密封，隔水煮3炷香为度，取出投入水中，浸泡1小时，收起，过滤去渣，即成。

〔功能主治〕 清热化痰，活血散结。用于年久瘰疬结核、串生满项、顽硬不穿破者、病愈不发。

〔用法用量〕 口服：初服尽醉（微醉）出汗为度。已后随便应之，其酒一料，尽之可也。

〔处 方 来 源〕 明 • 《外科正宗》

鳖甲浸酒方

〔处　　方〕 炙鳖甲120g • 烧酒250ml

〔制　　法〕 将上药研末，置容器中，加火烧酒，密封，浸泡7天后即可取用。

〔功能主治〕 滋阴，软坚，散结。用于瘰疬、瘘疮及风顽疥癣等。

〔用法用量〕 口服：每次服15ml，日服2次。

〔处 方 来 源〕 明 • 《普济方》

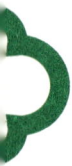

第三节
疝气用药酒

三香酒

〈处　　方〉南木香9g • 小茴香9g • 八角茴9g • 川楝肉9g • 白酒（陈酒）适量

〈制　　法〉将前4味捣碎或切成薄片，同入锅内炒，入葱白（连须）5根，水1碗，同入锅，将碗罩住，候煎至半碗，取出，去渣，入陈酒半碗，合和入炒盐一茶匙，调匀，待用。

〈功能主治〉散寒，理气，止痛。用于偏坠气。

〈用法用量〉口服：趁温1次空腹顿服。

〈处方来源〉明·《万病回春》

吴茱子酒

〈处　　方〉吴茱子9g • 小茴香（炒）15g • 广木香3g • 生姜5g • 淡豆豉30g • 黄酒200ml

〈制　　法〉上药用黄酒煎至减半，去渣，待温，备用。

〈功能主治〉温经通脉。用于寒疝频发、绞痛难忍。

〈用法用量〉口服：每日1剂，分2次温服。

〈处方来源〉《药酒汇编》

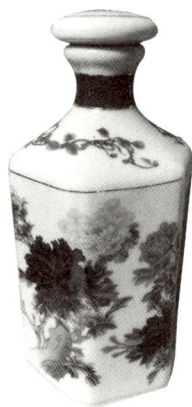

金橘根酒

〈处　　方〉金橘根60g • 枳壳15g • 小茴香30g • 白酒500ml

〈制　　法〉将前3味捣碎或切成薄片。入布袋，置容器中，加入白酒，先用大火煎沸，再用文火炖之，待酒煎至减半时，去渣，备用。

〈功能主治〉行气散结，健脾养胃，舒筋活络。用于阴囊疝气。

〈用法用量〉口服：每日1剂，分2次温服。

〈处方来源〉《药酒汇编》

胡芦巴酒

〔处　　方〕胡芦巴60g•补骨脂60g•小茴香20g•白酒1L

〔制　　法〕将前3味捣碎，入布袋，置容器中，加入白酒，密封，每日摇动数下，浸泡7天后，过滤去渣，备用。

〔功能主治〕补肾温阳。用于寒疝、阳痿、腰腿痛、行走无力等。

〔用法用量〕口服：每次服10～20ml，日服2次。

〔处方来源〕　《药酒汇编》

〔附　　记〕一方减补骨脂。

茴香小雀酒

〔处　　方〕舶上茴香3g•胡椒3g•缩砂仁6g•辣桂6g•生雀3只•白酒适量100ml

〔制　　法〕将前4味研为末，再将生雀去毛去肠，拭洗净，用3只，入药于其腹中，麻绳系定，湿纸数重，裹煨香熟，备用。

〔功能主治〕温肾散寒，理气止痛。用于肾冷疝气、偏坠急痛。

〔用法用量〕口服：空腹嚼食，温酒送下。

〔处方来源〕　明•《普济方》

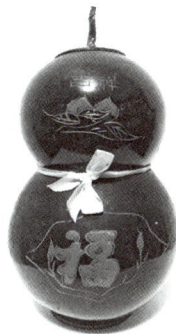

茴香酒Ⅱ

〔处　　方〕灯笼草根15g•茴香15g•白酒30ml

〔制　　法〕将上药共研细末，备用。

〔功能主治〕燥湿，行气，止痛。用于膀胱偏坠、久不愈者。

〔用法用量〕口服：用白酒送服药末，1次顿服。

〔处方来源〕　《类编朱氏集验医方》

〔附　　记〕《本草纲目》茴香酒，用一味茴香（舶茴尤妙）20g，白酒20ml，浸泡7日，去渣。1次顿服。治卒肾气痛、偏坠牵引及心腹痛。

桂姜萸酒

〔处　　方〕桂心100g • 生姜60g • 吴茱萸30g • 白酒或黄酒400ml

〔制　　法〕将前3味捣碎，用酒煎至减半，去渣，待用。

〔功能主治〕温中散寒止痛。用于腹股沟疝之腹痛。

〔用法用量〕口服：每日1剂，分3次温服。

> ❗ 注意事项：服药期间，忌食生姜。

〔处方来源〕唐·《外台秘要》

栗树根酒

〔处　　方〕栗树根30～60g • 白酒500ml

〔制　　法〕将上药洗净，切碎，置容器中，加入白酒，密封，浸泡10天后，过滤去渣，即成。

〔功能主治〕清热，降气。用于疝气、血痹等。

〔用法用量〕口服：每次服15ml，日服2次。

〔处方来源〕《民间百病良方》

橘核药酒

〔处　　方〕橘核9g • 荔枝核9g • 胡芦巴9g • 青皮9g • 川楝子（盐炒）9g • 小茴香15g • 牡蛎粉15g • 肉桂末6g • 高粱酒500ml

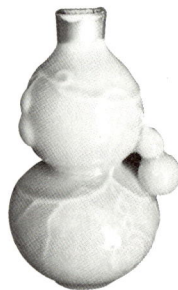

〔制　　法〕将前8味共研细末或切成薄片。置容器中，加入高粱酒，密封，浸泡3～4个月。过滤去渣，即成。

〔功能主治〕补肾温阳，理气止痛。用于肝肾阴寒、疝气偏坠、阴囊肿大、起消无常、痛引脐腹、因劳累或受冷即发等症。

〔用法用量〕口服：每次服5～30ml（或随量取之），日服2次，小儿禁用。

〔处方来源〕《中医验方汇选》

第四节

脱疽（血栓闭塞性脉管炎）用药酒

乌苢酒

〈处　　方〉草乌30g • 川芎30g • 紫草30g • 60%乙醇（酒精）500ml

〈制　　法〉将上述中药用酒精浸泡20天后过滤，每100ml滤液加10ml甘油。装入喷雾瓶内备用。

〈功能主治〉温经活血止痛，解毒消肿。治疗糖尿病足坏疽者。

〈用法用量〉外用：将酒装入喷雾瓶，每日数次喷涂疮面，或把药液浸湿无菌纱布外敷疮面。

〈处方来源〉《长春中医学院学报》1996，12（9）：40

乌蛇附芍酒

〈处　　方〉乌梢蛇40g • 制附子40g • 赤芍30g • 白酒1L

〈制　　法〉将上药与白酒一起置入容器中，密封浸泡7日后即可服用。

〈功能主治〉祛风，助阳，活血通脉。用于脉管炎，表现为发病肢端疼痛、苍白或紫暗、触之发凉、遇寒时症状加剧。

〈用法用量〉口服：每次服10ml，每日早、晚各服1次。

> ❗ **注意事项**：孕妇及湿热壅滞、瘀血阻滞者忌服。服药期间禁食寒凉之品。

〈处方来源〉《中国动物药》

〈附　　记〉屡用有效。

白花丹参酒

〈处　　方〉白花丹参50g • 55°白酒1L

〈制　　法〉将上药研成粉末或切成薄片，置容器中，加入白酒，密封，浸泡15天后，制成5%～10%的药酒。

〈功能主治〉化瘀，通络，止痛。用于血栓闭塞性脉管炎（气滞血瘀型）。

〔用法用量〕口服：每次服20～30ml。日服3次。

〔处方来源〕《山东中医学院学报》

〔附　　记〕临床对113例患者的观察结果表明，以白花丹参酒为主，辅以其他剂型中药治疗脉管炎的总有效率高达96.4%。白花丹参酒的功效值得重视，配合使用的方药有：通脉丸（丹参、赤芍、土茯苓、当归、银花、丹皮、大青叶、川芎、桃仁、川牛膝、冬瓜仁）以加强活血通络、清热解毒的作用。也有配用解毒清利湿热汤剂（银花、玄参、当归、赤芍、川牛膝、黄柏、黄芩、山栀、连翘、苍术、防己、紫草、生草、红花、木通）合用，治疗湿热下注的脉管炎。或配用益气活血的中药复方白花丹参丸（黄芪、白花丹参）或汤剂（黄芪、白花丹参、银花）治疗气血两虚的患者等。（《山东中医学院学报》）

红灵酒Ⅰ

〔处　　方〕生当归60g・肉桂60g・红花30g・干姜30g・花椒30g・樟脑15g・细辛15g・95%乙醇1L

〔制　　法〕将前7味切薄片或捣碎。置容器中，加入酒精，密封浸泡7天后，即可取用。

〔功能主治〕活血，温经，消肿，止痛。用于脱疽、冻疮等症。

〔用法用量〕外用：每日用药棉蘸药酒在患处（溃后在患处上部）揉搓2次，每次揉搓10分钟。

〔处方来源〕《中医外科临床手册》

阳和解凝酒

〔处　　方〕马钱子30g・木鳖子30g・白芥子30g・五灵脂30g・穿山甲30g・川乌30g・草乌30g・南星30g・牙皂30g・生狼毒120g・大戟15g・甘遂15g・肉桂15g・干姜15g・麻黄15g・白酒1L

〔制　　法〕将前15味捣碎或切成薄片，置容器中，加入白酒，密封，浸泡1周后即可取用。

〔功能主治〕解毒，祛寒，除湿，通经。用于因寒湿、痰凝、阴毒所致的阴疽证，如脉管炎等。

〔用法用量〕外用：未溃阴疽，将此药酒调其药敷患处；已溃破者，将此药酒浸纱布条入疮口内。每日换药1次。

处方来源 《上海中医药杂志》

祛寒通络药酒

〔处　　方〕制附子45g · 细辛15g · 红花60g · 丹参60g · 土鳖虫30g · 苍术30g · 川芎30g · 大枣20枚 · 白酒1.5L

〔制　　法〕将前8味捣碎或切成薄片，置容器中，加入白酒，密封，浸泡1周后，过滤去渣，即成。

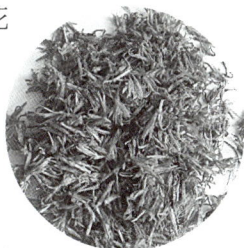

〔功能主治〕温经散寒，活血化瘀。用于寒湿、血瘀所致的脉管炎，表现为患肢肢端疼痛、苍白或紫暗、触之发凉、受寒加剧、未发生溃疡者。

〔用法用量〕口服：每次服30ml，日服2次。

处方来源 《张八卦外科新编》

〔附　　记〕据现代实验研究，附子、细辛、红花、川芎、丹参均有扩张血管作用。有的还有抑制凝血、抗血栓形成的作用，故全方对治疗血栓闭塞性脉管炎是十分有益的。

脉管炎酒

〔处　　方〕爬山猴350g · 白酒1L

〔制　　法〕将爬山猴研成细粉，先用白酒湿润后，置于密器内。加入白酒，按冷浸法，浸渍7日即得。

〔功能主治〕通络消炎。用于脉管炎。

〔用法用量〕口服：每次15ml，日服3次。

❶ 注意事项：高血压患者忌用。

处方来源》 《中药制剂汇编》

〔附　　记〕爬山猴又名红孩儿、野海棠，为秋海棠科植物叶秋海棠的全草及根茎。其味涩微酸，性温无毒，有舒筋活血，消肿逐瘀功效。民间服本酒治疗跌打损伤有瘀患者，或捣绒敷患处。

通血脉药酒

〔处　　方〕走马胎30g•七叶一枝花30g•当归尾30g•桑寄生30g•威灵仙30g•牛膝15g•桂枝15g•红花15g•桃仁15g•皂角刺15g•制乳香9g•制没药9g•黄芪15g•党参15g•桂林三花酒2.5L

〔制　　法〕将前14味捣碎或切成薄片，置容器中，加入三花酒，密封，浸泡3周后，过滤去渣，即成。

〔功能主治〕温经活络，活血通脉。用于血栓闭塞性脉管炎。此药酒主要适用于寒湿凝滞型（寒凝血脉、阳气不达肢端、继之患肢麻木疼痛、皮色苍白、触之冰凉、遇冷加重）和瘀血阻闭型偏寒者（瘀血阻滞、络脉闭塞、患肢紫红或青紫、足背动脉搏动消失）。

〔用法用量〕口服：每次服20～100ml，以不醉为度，日服4～6次，1个月为1疗程，每疗程后停药3～5天。

处方来源》 《广西卫生》

〔附　　记〕药渣亦可外敷患处。有心脏病患者忌服药酒，可用本方，水煎服，每日1剂，效果亦佳。

通脉管药酒

〔处　　方〕走马胎50g•七叶一枝花50g•归尾50g•桑寄生50g•威灵仙50g•牛膝25g•桂枝25g•红花25g•桃仁25g•皂角刺25g•乳香15g•没药15g•黄芪25g•党参25g•白酒3L

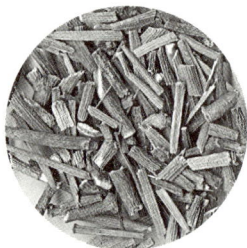

〔制　　法〕上药切片，用白酒密闭浸泡15日后使用。

〔功能主治〕适用于无心脏疾患的阴寒型和气滞血瘀型（偏寒型）的血栓闭塞性脉管炎。

〔用法用量〕口服：每次20～100ml，日服4～6次，酒量大可多服，以不醉为度，1个月为1疗程，停3～5日后可再服。

〔处方来源〕《广西卫生》1974，（6）：25

黄马酒

〔处　　方〕黄连60g•生马钱子（碎）120g•75％乙醇（酒精）或白酒500ml

〔制　　法〕上药切成薄片，用75％乙醇（酒精）或白酒浸泡，1星期后使用。

〔功能主治〕清热燥湿，泻火解毒，活血消肿，解毒镇痛。用于脱疽。

〔用法用量〕外用：用适量黄马酒浸湿纱布外敷在局部创面上（以一昼夜纱布转干为度），每日换药1次，必要时夜间可局部浸湿一次以镇痛。

〔处方来源〕《实用中医药杂志》1992，（1）：6

温经散寒通络酒

〔处　　方〕红花15g•桃仁15g•皂角刺15g•吴茱萸15g•当归尾30g•炮姜10g•白酒1L

〔制　　法〕将前6味捣碎或切成薄片，置容器中。加入白酒，密封，浸泡7天后，过滤去渣，即成。

〔功能主治〕温经散寒，活血通络。用于血栓闭塞性脉管炎（证属阴寒型或气滞血瘀型）。

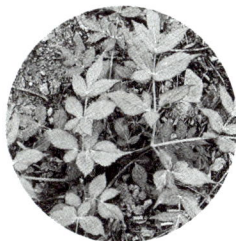

〔用法用量〕口服：每次服10～20ml，日服2～3次。用时可取药渣外敷患部。

〔处方来源〕《药酒汇编》

第五节
痈疽用药酒

三物酒

〈处　　方〉牡蛎30g • 大黄30g • 山栀子30g • 白酒250ml

〈制　　法〉上药为末或切成薄片，酒水各等分，煎7分（煎至余酒约150ml）。

〈功能主治〉清热解毒，活血止血。用于便痈。

〈用法用量〉口服：空腹适量温服。

> 〖处方来源〗明·《赤水玄珠》

〈附　　记〉便痈：即血疝之俗称，血疝，病名出《诸病源候论》因瘀血内结少腹而致。症为小腹结痛、硬满有形，甚或大便秘结而黑、小便自利、月经不调等。

大黄栀子酒

〈处　　方〉大黄30g • 栀子30g • 红花10g • 75%的乙醇（酒精）500ml

〈制　　法〉上药（大黄碎为豆粒大，栀子捣）入乙醇（酒精）中浸泡1星期后（冬季半月），滤渣装瓶备用。

〈功能主治〉清热解毒，凉血活血。用于甲沟炎未溃或甲下有少量脓液者。

〈用法用量〉外用：用大黄栀子酒100ml，浸泡患指，一日不少于10小时。

> 〖处方来源〗《四川中医》1990，（5）：40

车螯灯芯酒

〈处　　方〉车螯壳（泥固济火煅过为细末）1～2个 • 灯芯30g • 蜜30g • 瓜蒌30g • 白酒300ml

〈制　　法〉上药切碎，剥瓜蒌，用酒煎后3味微熟，调车螯末2大钱。

〈功能主治〉清热解毒，活血消肿。用于发背痈疽。

〔用法用量〕口服：每次50～100ml，日服3次，勿令醉。

处方来源 明·《普济方》

〔附　　记〕车螯壳，为海产软体动物车螯帘蛤科文蛤的一种，味甘咸，性寒，消积块，解酒毒，能治痈疽发背燉痛。

仙方活命饮

〔处　　方〕白芷12g · 贝母12g · 防风12g · 赤芍12g · 当归尾12g · 甘草节12g · 皂角刺（炒）12g · 穿山甲（炙）12g · 天花粉12g · 乳香12g · 没药12g · 金银花36g · 陈皮36g · 白酒1L

〔制　　法〕上药切片，用酒煎煮沸腾25分钟，口服。

〔功能主治〕止痛消毒。用于治一切疮疡、未成者即散、已成者即溃。

〔用法用量〕口服：每次50ml，日服3次。

处方来源 宋·《妇人良方》

〔附　　记〕本方以金银花清热解毒；归尾、赤芍、乳香、没药活血散瘀以止痛；防风、白芷疏风散结以消肿；陈皮理气行滞；贝母、天花粉清热排脓以散结；穿山甲、皂角刺解毒透络，消肿溃坚；甘草清热解毒，调和诸药，加酒活血，共奏清热解毒、消肿散结、活血止痛之效。脓未成者，服之可消散，脓已成者，服之可使之外溃。

如意酒

〔处　　方〕如意草（新鲜肥大者）50g · 黄酒70ml

〔制　　法〕将上药捣烂，沸酒冲入，少顷挤汁即成。

〔功能主治〕清热解毒。用于痈疽、疮毒。

〔用法用量〕口服：1次顿服（温服）。药渣敷肿处，外以纱布盖之，胶布固定。

处方来源 潘讽候经验方

〔附　　记〕如意草即牛蒡草。

阳春酒

〔处　　方〕人参15g • 白术15g • 熟地15g • 当归身9g • 天门冬9g • 枸杞子9g • 柏子仁8g • 远志8g • 白酒1L

〔制　　法〕将前8味捣碎或切成薄片，入布袋，置容器中，加入白酒，密封浸泡15天，过滤去渣，即成。

〔功能主治〕扶正托毒。用于脑疽，诸发已溃流脓腐尽时，脾胃虚弱，肌肉生迟，或气血化源不足，以致面色淡白，不能长发收敛，宜服此药酒生长肌肉。强健脾胃，美悦颜色，滋润皮肤。凡大疮后饮此酒，不惟却病亦且延年。

〔用法用量〕口服：每次温服10ml，日服3次。

〔处方来源〕明·《外科正宗》

〔附　　记〕如夏月天炎热易坏，不堪久服，将药分作5份，每次用白酒500ml随便浸服亦效。如酒将完，药尚有味，再添酒浸饮之，药淡无味，不必再浸用之。

花酒

〔处　　方〕金银花30g • 乌梅30g • 生地15g • 当归15g • 黄柏9g • 五倍子9g • 45°白酒500ml

〔制　　法〕将前6味捣碎或切成薄片，置砂锅中，加入白酒，盖好，浸泡24小时后，再加水300ml，煎至400ml，经高压消毒后，备用。

〔功能主治〕清热解毒，活血消肿，生肌收敛。用于各种疮疡溃破后久不收回、缠腰火丹（带状疱疹）及脱疽溃破期。

〔用法用量〕外用：用消毒纱布浸透花酒，湿敷患处，每日换药2~3次。

〔处方来源〕河南中医学院方

两皮酒

〔处　　方〕海桐皮30g • 五加皮30g • 独活30g • 炒玉米30g • 防风30g • 干蝎（炒）30g • 杜仲30g • 牛膝30g • 生地90g • 白酒1.5L

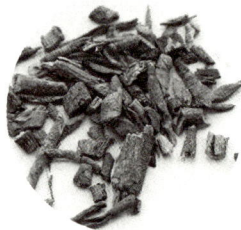

〔制　　法〕将前9味捣碎或切成薄片，入布袋，置容器中，加入白酒，密封浸泡5～7天后，过滤去渣，即成。

〔功能主治〕清热凉血，祛风除湿，消肿止痛。用于热毒风结成疬肿、痛不得安。

〔用法用量〕口服：每次食前温服10～20ml，日服2～3次，甚者不拘时候饮之，常令酒气相接为妙。

〔处方来源〕明·《证治准绳》

〔附　　记〕《圣济总录》海桐皮浸泡方，即本方加薏苡仁30g，白酒用1.5L，余同上。治热毒风结成疬、肿痛行履不得。效佳。

远志酒

〔处　　方〕远志（米泔浸洗、去土、去心）150g•白酒500ml

〔制　　法〕将上药研成细末，置容器中，加入白酒，密封，浸泡7天后，过滤去渣，即成。

〔功能主治〕安神益智，消肿止痛。用于一切痈疽、发背、疔毒、恶候侵入有死血。阴毒在中则不痛、敷之则痛。有忧怒等气积而内攻则痛不可忍、敷之即不痛，或蕴热在内、热迫人手不可近、敷之清凉，或气虚血冷、溃而不敛、敷之即敛。若七情内郁，不问虚、实、寒、热，治之必愈。

〔用法用量〕口服：每次服20ml，日服1次。外以药渣敷患处，每日换药1次。

〔处方来源〕《类编朱氏集验医方》

皂荚乳香酒

〔处　　方〕皂荚刺（大者）1枚•乳香（为鸡头实大）1块•白酒100ml

〔制　　法〕将皂荚切作10余片，用乳香入银器内炒令烟起，再入皂荚刺同炒。候乳香缠在刺上，顷入白酒（白酒），同煎令沸，过滤去渣，即成。

〔功能主治〕搜风，拔毒，消肿，排脓。用于肿毒、疮毒、癣疮等。

〔用法用量〕口服：1次顿服之。未果再服。

〔处方来源〕宋·《圣济总录》

忍冬酒 I

〔处　　方〕忍冬藤150g•生甘草30g•黄酒300ml

〔制　　法〕上药加水1.2L，煎至减半，再入黄酒煎十数沸，过滤去渣，即成。

〔功能主治〕清热解毒，消肿止痛。用于痈疽肿毒、发背、肺痈、肠痈及妇人乳痈初起。

〔用法用量〕口服：每次服100ml，日服2~3次。外以药渣敷患处，每日换药1次。

〔处方来源〕元·《世医得效方》

金星酒方

〔处　　方〕金星草（和根洗净，慢火炖干）400g•甘草20g•白酒12L

〔制　　法〕上2味，捣细为末或切成薄片，分作4帖，每帖用酒1L，煎三两沸后，再以冷酒2L相和，入瓶器中封存。

〔功能主治〕清热解毒，活血消肿，生肌收敛。用于治五毒发背。

〔用法用量〕口服：随时饮服。

〔处方来源〕宋·《圣济总录》

〔附　　记〕金星草又名凤尾草，为水龙骨科植物大果假密网蕨的全草，味苦性寒，清热凉血解毒，能治痈疡、肿毒、瘰疬、恶疮。甘草，和中解毒，合用可加强清热解毒作用。

金银花酒

〔处　　方〕金银花500g•甘草100g•米酒200ml

〔制　　法〕水2碗，煎1碗，再倒入酒1碗略煎。

〔功能主治〕清热解毒，消肿排脓。用于一切痈疽恶疮，不论发生在何处，或肺痈，肠痈，初起便服奇效。

〔用法用量〕口服：初起者，一昼夜内分3次服尽，病重者1日2剂，服至大小肠通利，则药力到。外以生药捣烂，酒调敷疮毒四周。

〔处方来源〕清·《医方集解》

柳树皮酒

〔处　　方〕柳树皮100g • 白酒300ml

〔制　　法〕将上药洗净，切碎，入布袋，置容器中，加入白酒，隔水煮沸，密封，浸泡1～3天后，去渣，即成。

〔功能主治〕解毒，消肿，止痛。用于皮肤体表之无名肿毒、疮疡痈疽等。

〔用法用量〕外用：用药酒敷熨肿毒处，疼痛即止。

〔处方来源〕《民间百病良方》

神仙一醉忍冬酒

〔处　　方〕忍冬藤30g • 蒲公英30g • 制乳香6g • 制没药6g • 雄黄6g • 葱白7根 • 白酒500ml • 蜂蜜120g

〔制　　法〕将前6味捣碎或切成薄片，置容器中，加入白酒，密封，隔水煮约1小时，再入葱白，蜂蜜，再煮7分钟，候冷，过滤去渣，即成。

〔功能主治〕清热解毒，消肿止痛。用于疮疡肿痛不已。

〔用法用量〕口服：每次温服10～30ml，日服2次。或不拘时，随量温饮，以微醉为度。覆被取汗即愈。

〔处方来源〕清·《疡医大全》

〔附　　记〕临床证明：此药酒对各种疮疡、痈疽、疔疖所致的肿痛难忍，或各种晚期癌肿病人的疼痛不已，服用本药酒后，均可缓解症状，或达到短期止痛的目的。

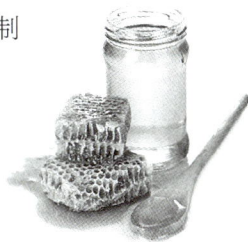

神效托里酒

〈处　　方〉黄芪（盐水炙）50g・忍冬叶50g・当归50g・粉草20g・白酒1L

〈制　　法〉上药切片，用酒煎20分钟，即可。

〈功能主治〉清热解毒，托毒透脓。用于一切痈疽发背、肠痈。

〈用法用量〉适量服酒，药渣敷患处。

〈处方来源〉明・《赤水玄珠》

〈附　　记〉黄芪补气养脾、托疮生肌，当归养血和血，二药用于气血不足，疮痈内陷，脓成不溃，或溃后久不收口。忍冬叶、甘草清热解毒，全方可局限病灶，防止深陷，使脓出毒泄，肿痛消退。

神效酒

〈处　　方〉人参30g・没药（另研）30g・当归尾30g・甘草15g・全瓜蒌（半生半炒）1枚・黄酒500ml

〈制　　法〉上药切片，用黄酒煎至300ml，去渣，分作4份。

〈功能主治〉益气活血，消肿解毒。用于疮痈。

〈用法用量〉口服：每日服1份，细细饮之。

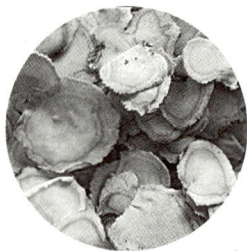

〈处方来源〉明・《景岳全书》

〈附　　记〉用于正虚邪实之痈疮，效佳。

瓜蒌酒

〈处　　方〉瓜蒌50g・甘草30g・白酒500ml

〈制　　法〉上药剉碎，根据病人体质虚实，用酒加入腻粉少许，煎三五沸，去药渣。

〈功能主治〉清热解毒，消肿排脓。用于治痈疖多日不熟、无头者。

〈用法用量〉口服：临睡温服，半夜稍作行走或活动，其疮自消。

〈处方来源〉宋・《圣济总录》

鸳鸯藤酒

〔处　　方〕鸳鸯藤（嫩苗叶）150g • 生甘草30g • 黄酒300ml

〔制　　法〕将鸳鸯藤用木槌捶碎（不得犯铁器），甘草切碎，同置砂锅内，加水500ml，用文武火缓缓煎至减半，再加入黄酒，煎十数沸，过滤去渣，即成。

〔功能主治〕逐毒，消肿，止痛。用于痈疽初起。

〔用法用量〕口服：分3服，微温连进，一日一夜服尽。病势重者，一日连进数剂。即可作补药，必然无虑伤脾，服至大小便畅通为度。

〔处方来源〕宋 •《备急灸法》

蒲藤酒

〔处　　方〕金银藤180g • 蒲公英150g • 白酒500ml

〔制　　法〕将前2味洗净，切碎，置容器中，加入白酒和500ml水，煎至减半，过滤去渣，即成。

〔功能主治〕清热解毒。用于发背疽、日久不愈。

〔用法用量〕口服：不拘时，随时频频温服。外以药渣敷疮上，每日换药1次。

〔处方来源〕《奇方类编》

〔附　　记〕验之临床，凡证属阳证之痈疽，用之皆有良效。凡溃后应配以外治，拔脓生肌，方可始收全功。

第六节
痔疮用药酒

二甲酒

〔处　　方〕穿山甲（炮）30g • 人指甲（炒）5g • 三花酒350~500ml

〔制　　法〕将上药共研细末，备用。

〔功能主治〕活血，通络，止痛。用于内痔。

〔用法用量〕口服：每次取药末1~1.5g，用三花酒10~15ml送服，日服2次，连服5～8天。

处方来源 《医学文选——祖传秘方验方集》

大黄地榆酒

〔处　　方〕生大黄15g•土茯苓15g•生地榆30g•蒲公英20g•黄酒
　　　　　　300ml

〔制　　法〕上药切片，用水450ml，煎至150ml，再加入黄酒煮沸即
　　　　　　得，过滤去渣，备用。

〔功能主治〕清热凉血，解毒利湿。用于痔疮肿痛便血。

〔用法用量〕口服：每次服150ml，日服3次。

处方来源 《中国药酒配方大全》

白梅花酒

〔处　　方〕白梅花肉（泡洗）100g•红花200g•苍术200g•当归
　　　　　　200g•核桃仁500g•白酒5L

〔制　　法〕上药切片，入白酒浸7日。

〔功能主治〕祛风，利湿，活血。用于痔漏脓血淋漓。

〔用法用量〕口服：每次50ml，日服2次。

处方来源 《珍本医书集成》

地瓜藤酒Ⅱ

〔处　　方〕地瓜藤250g•白酒800ml

〔制　　法〕将上药洗净，切碎，置容器中，加
　　　　　　入白酒，密封，浸泡7天后，过滤
　　　　　　去渣，即成。

〔功能主治〕清热除湿，行气活血。用于痔疮、腹
　　　　　　泻、消化不良、黄疸、白带过多等症。

〔用法用量〕口服：每次服30ml，日服2～3次。

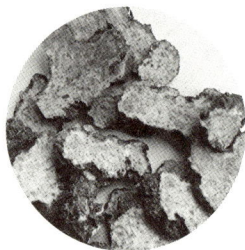

处方来源 《民间百病良方》

竹酒

〈处　　方〉嫩竹120g・白酒1L

〈制　　法〉将上药切碎，置容器中，加入白酒，密封，浸泡12天后，过滤去渣，即成。

〈功能主治〉清热利窍。用于痔疮、便秘、原发性高血压等。

〈用法用量〉口服：每次服20ml，日服2次。

〈处方来源〉《民间百病良方》

苋根酒

〈处　　方〉苋根60g・白酒500ml

〈制　　法〉将上药洗净，切碎，置容器中加入白酒，密封，浸泡10天后，过滤去渣，即成。

〈功能主治〉舒筋活络，活血止血。用于跌打损伤、阴囊肿痛、痔疮、牙痛等症。

〈用法用量〉口服，每次服10～15ml，日服2次。

〈处方来源〉《民间百病良方》

苦参酒Ⅱ

〈处　　方〉苦参30g・蒲公英30g・土茯苓30g・黄酒300ml

〈制　　法〉上药切片，用黄酒和水300ml，煎至减半，去渣，备用。

〈功能主治〉清热解毒，利湿消肿。用于痔疮肿痛。

〈用法用量〉口服：每次服100ml，日服3次。

〈处方来源〉《中国药酒配方大全》

茄子酒方

〈处　　方〉茄子种（大者）3枚・无灰酒1.5L

〈制　　法〉上药，先将1枚湿纸裹于灰火内，煨熟取出，入瓷罐子，乘热以无灰酒沃之，便以蜡纸封闭，经3宿。去茄子种。

〈功能主治〉用于久患肠风泻血。

〔用法用量〕口服：分次空腹温服，如果再发，再制酒服用3次便愈。

处方来源　宋·《圣济总录》

槐枝酒Ⅰ

〔处　　方〕槐枝叶300g · 槐子仁20g · 苍耳茎叶150g · 酒曲250g · 糯米3.3kg

〔制　　法〕将前3味切碎，加水1kg煎至减半，去渣澄清，看冷暖，糯米蒸令熟，待温，入药汁，酒曲（压碎）拌和，入瓮，如法覆盖，如常法酿酒，酒熟即成。

〔功能主治〕清热凉血，祛风止痛。用于痔疮、数年不瘥。

〔用法用量〕口服：随性温服，常令似醉为妙。

处方来源　宋·《太平圣惠方》

槐酒

〔处　　方〕槐东南枝1kg · 槐白皮1kg · 槐子仁1kg · 槐东南根2kg · 糯米2kg · 上酒曲200g

〔制　　法〕将前4味细切，加水16kg煎至5kg，过滤去渣，取汁浓缩至1.6L，糯米浸泡，令干，蒸饭，待温，入药汁、酒曲（压碎），拌和，如常法酿酒，候酒熟即得。

〔功能主治〕凉血清热，消肿止血。用于五痔五十年不瘥。

〔用法用量〕口服：每次随性温服之，日服3~4次，常令似醉为妙。

处方来源　唐·《外台秘要》

愈痔酒

〔处　　方〕血三七（即红三七）30g · 白酒1L

〔制　　法〕将上药切碎，置容器中，加入白酒，密封，浸泡7天后，过滤去渣，即成。

〔功能主治〕活血通络，祛瘀止痛。用于痔疮。

〔用法用量〕口服：每晚临睡前服15~20ml。

处方来源　《中草药通讯》1978，（6）：44

第七节
其他外科用药酒

一、杨梅疮用药酒

杨梅疮

〔处　　方〕大蛤蟆（去内脏）1只 • 土茯苓150g • 白酒2.5L

〔制　　法〕将前2味置容器中，加入白酒，密封，重汤煮40分钟，香气出时取出，待冷，去渣，备用。

〔功能主治〕清热，解毒，利湿。用于杨梅疮等。

〔用法用量〕口服：次日酒凉饮之，以醉为度。无论冬夏，盖被出汗为度。余存之酒，次日随量饮之，酒尽疮愈。

> ❗ 注意事项：忌房事。

> 处方来源 《中国医学大辞典》

金蟾脱甲酒

〔处　　方〕大蛤蟆（去内脏）1只 • 白酒2.5L

〔制　　法〕将上药置容器中，加入白酒，密封，隔水煮40分钟，即止。

〔功能主治〕清热解毒。用于杨梅疮，不论新久轻重皆效。又治杨梅结毒、筋骨疼痛、诸药不效者更妙。

〔用法用量〕口服：随量饮之，以醉力度。冬夏盖暖令出汗。存酒次日只服量之一半，服够7日后，切勿见风为要。

> ❗ 注意事项：忌口及房事。

> 处方来源 明·《外科正宗》

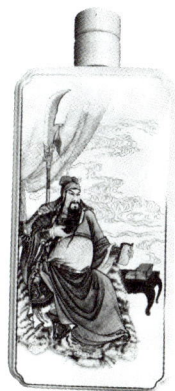

解毒消疮酒

〈处　　方〉牛蒡根30g • 川芎30g • 羌活30g • 五加皮30g • 杜仲30g • 甘草30g • 地骨皮30g • 薏苡仁30g • 海桐皮60g • 生地200g • 白酒2L

〈制　　法〉将前10味切碎，入布袋，置容器中，加入白酒，密封，浸泡10天后，过滤去渣，即成。

〈功能主治〉祛风解毒，凉血活血。用于杨梅疮、风毒腰痛等。

〈用法用量〉口服：每次服10～15ml，日服3次。

〈处方来源〉《药酒汇编》

二、肠梗阻用药酒

麸荚葱姜酒

〈处　　方〉麦麸500g • 皂荚250g • 葱白10～15根 • 生姜30g • 白酒150ml

〈制　　法〉上3味药加入麦麸中于热锅中炒热约10分钟，将白酒徐徐兑入拌匀，使麦麸湿润，装入布袋中。

〈功能主治〉辛散温通，蠕动肠道。用于解除肠道梗阻。

〈用法用量〉外用：以上药液与麦麸装布袋热敷腹部，冷后再制一袋轮流热敷，直至肛门排气，腹胀消失。

〈处方来源〉《四川中医》1998，（3）：32

三、疔疮用药酒

五圣酒

〈处　　方〉大黄100g • 生姜200g • 皂角刺200g • 金银花200g • 瓜蒌20g • 甘草100g • 白酒5L

〈制　　法〉将以上各药切成薄片，用好酒煎取2.5L，装瓶备用。

〈功能主治〉清热解毒活血。用于疔疮。

〈用法用量〉口服：每次50～100ml，日服3次。

〈处方来源〉明•《赤水玄珠》

外用拔毒酊

〈处　　方〉大黄15g•黄连15g•陈皮12g•甘草12g•白酒（饮用酒）500ml

〈制　　法〉将前4味捣碎或切成薄片，置容器中，加入白酒，密封，浸泡1周后，即可取用。

〈功能主治〉清热解毒。用于急性淋巴管炎（疔疮）。

〈用法用量〉外用：用时取药棉少许，蘸"外用拔毒酊"少许，自红丝尖端顺离心方向搽进疔疮部，同时将蘸有"外用拔毒酊"的药棉敷于疔疮上，每日搽敷4~6次。

〈处方来源〉《千家妙方•下》

〈附　　记〉临床应用本药酊治疗急性淋巴管炎时，若配合内服"内疏黄连汤"则更为理想。内疏黄连汤方为：栀子、薄荷、黄芩各9g，连翘、赤芍、僵蚕各12g，黄连、大黄（后下）各6g，当归、丹皮各10g，紫花地丁15g，甘草3g。水煎服，每日1剂。验之临床，内外并治，疗效尤佳。

复方藤黄酒

〈处　　方〉藤黄100g•大黄40g•黄连30g•雄黄30g•赤芍30g•白酒500ml

〈制　　法〉将前5味共研细末或切成薄片，置容器中，加入白酒，密封，浸泡7天后即可取用。

〈功能主治〉泻火解毒，消肿散结。用于疔疮及一切痈疽阳证均可用之。

〈用法用量〉外用：用时取药棉或纱布浸于药酒中，取出敷于患部（或先搽后敷），日搽敷数次。

〈处方来源〉《中国药酒配方大全》

〈附　　记〉若病情严重者，应配合内取对证汤剂为佳。内服方剂可详见《名老中医秘方验方精选》一书。

银菊酒

〈处　　方〉金银花30g•野菊花80g•黄连30g•连翘20g•赤芍15g•生甘草9g•黄酒1.2L

〈制　　法〉上药用水煎2次，取药汁浓缩至200ml，加入黄酒，稍煎即可。

〔功能主治〕清热解毒，消肿止痛。用于疔疮及一切痈疽初起。

〔用法用量〕口服：每日1剂，日服3次。

〔处方来源〕 《中国药酒配方大全》

〔附　　记〕临证时若配合"复方藤黄酒"外治，效果尤佳。

藤黄酒Ⅰ

〔处　　方〕藤黄300g • 白酒1L

〔制　　法〕将上药研细末，用白酒调和成30%药酒即成。

〔功能主治〕清火解毒，消肿散结。用于各种肿痛，特治手脚部疔疮。

〔用法用量〕外用：取药酒涂搽患部，日涂数次。

〔处方来源〕 《中国当代中医名人志》

四、鹤膝风用药酒

芪斛酒

〔处　　方〕生黄芪120g • 金钗石斛60g • 牛膝15g • 薏苡仁6g • 肉桂
16g • 白酒300ml

〔制　　法〕上药切成薄片，加水500ml，煎至200ml，再加入白酒，
煎数沸后，待温，去渣，备用。

〔功能主治〕益气养阴，散寒通络。用于鹤膝风。

〔用法用量〕口服：每日1剂，分3次服。药后拥被而卧。

❗ 注意事项：药后盖被，任其汗出，切不可坐起张风，候汗出
到脚底涌泉穴，始可去被。

〔处方来源〕 《药酒汇编》

消肥酒

〔处　　方〕芒硝30g • 肥皂角（去子）1个 • 五味子30g • 砂糖
30g • 生姜汁100ml • 酒酿糟120g（加入烧酒尤妙）

〔制　　法〕将前3味研细末，与砂糖、姜汁、酒酿糟（或烧酒）研匀，

备用。

〔功能主治〕温经，散结，通络。用于鹤膝风。

〔用法用量〕外用：取此酒日日涂之，日涂搓数次。

〔处方来源〕 明·《本草纲目》

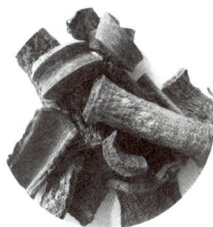

紫荆皮酒

〔处　　方〕紫荆皮9g • 白酒40ml

〔制　　法〕上药用白酒煎至减半，去渣，待用。

〔功能主治〕祛风通络。用于鹤膝风。

〔用法用量〕口服：每日1剂，分2次服。

〔处方来源〕 明·《本草纲目》

五、疔肿用药酒

冰片大黄酊

〔处　　方〕冰片10g • 生大黄10g • 75%医用酒精100ml

〔制　　法〕将前2味分别捣碎，置容器中，加入酒精，浸泡2小时后即可使用。

〔功能主治〕清热解毒，散结止痛。用于暑疔。

〔用法用量〕外用：先用肥皂液洗净患处，再用温水洗净肥皂液，然后用消毒棉签蘸药液外搽患处，每日搽1~2次。

〔处方来源〕 《四川中医》

刺针草酒

〔处　　方〕刺针草100g • 白酒500ml

〔制　　法〕将上药洗净，切碎，入布袋，置容器中，加入白酒，密封，浸泡3~7天后，过滤去渣，即成。

〔功能主治〕清热解毒，祛风活血。用于疔肿等。

〔用法用量〕外用：外搽患处，日搽2~3次。

〔处方来源〕 《民间百病良方》

野菊花叶酒

〈处　　方〉野菊花叶1kg•果酒3L

〈制　　法〉将上药洗净，捣烂绞汁，备用。

〈功能主治〉清火解毒，通经活络。用于疮疖、肿毒。

〈用法用量〉口服：每次服药汁30ml，兑入果酒30ml中，搅匀取之，日服2次。药渣外敷患处。

> ❗ 注意事项：忌食葱蒜等辛热发物。

> 处方来源　《民间百病良方》

藤黄酒Ⅱ

〈处　　方〉藤黄15g•75%医用酒精100ml

〈制　　法〉将藤黄15g打碎后置入酒精中浸泡，1星期后使用。

〈功能主治〉清热解毒。用于多发性疖病。

〈用法用量〉外用：每日2～3次。

> 处方来源　《中医外治杂志》1995，4（2）：24

六、静脉炎用药酒

加味红花酊

〈处　　方〉红花100g•蚤休50g•细辛10g•75%医用酒精500ml

〈制　　法〉将前3味切碎，置容器中，加入75%医用酒精，密封，浸泡7日以上，即可取用。

〈功能主治〉清热解毒，活血化瘀，通络止痛。用于血栓性静脉炎。

〈用法用量〉外用：用时用药棉球蘸药酒涂搽患处，每日涂搽3～6次。

> 处方来源　《中国药酒配方大全》

参归红花酒

〈处　　方〉党参30g•当归尾30g•红花30g•蚤休9g•白酒500ml

〈制　　法〉将前4味捣碎或切成薄片，置容器中，加入白酒，密封，浸泡7天后，即可取用。

〔功能主治〕益气活血，散瘀止痛。用于静脉炎（气虚瘀阻型）。

〔用法用量〕口服：每次15～30ml，日服3次。同时取此药酒涂搽患处，日涂搽数次。

〔处方来源〕《中国药酒配方大全》

〔附　　记〕血热型去党参，重用蚤休至50g，加赤芍30g。

消痛酊

〔处　　方〕雪上一枝蒿10g • 洋金花籽（蔓陀罗）10g • 细辛10g • 当归20g • 牛黄解毒片（中成药）40片 • 乙醇或高度白酒200ml

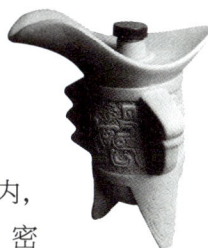

〔制　　法〕将前5味共研细末或切成薄片，置玻璃瓶内，加入酒精（以超出药面10～20cm为度），密封，浸泡4～6天后即可取用。

〔功能主治〕清热解毒，活血散瘀，消肿止痛。用于血栓性静脉炎。

〔用法用量〕外用：用时用药棉球蘸药酒涂搽患处，并稍加按摩。日搽4～6次。搽药次数越多，效果越佳。

❗ 注意事项：本药酒有毒，不可内服。

〔处方来源〕《百病中医熏洗熨擦疗法》

〔附　　记〕本药酒用于治疗外伤性疼痛及蜂蜇伤引起的皮炎，如上法用之，效果亦佳。

七、狂犬病用药酒

华山矾酒

〔处　　方〕华山矾根二层皮25g • 米酒60ml

〔制　　法〕将上药捣烂浸汁，冲入米酒即成。

〔功能主治〕解表退热，解毒除烦。用于狂犬咬伤。

〔用法用量〕口服：1次顿服。咬伤第1天服1次，以后每隔10天服1次，连服9次。

草兰根酒

〔处　　方〕草兰根60g • 黄酒300ml

〔制　　法〕将上药洗净，切碎，置砂锅内，人黄酒煎至150ml，去渣，备用。

〔功能主治〕解毒利水。用于疯犬咬伤、毒气中人。

〔用法用量〕口服：每日1剂，分3次服之。

八、麻醉酒

九里香酒

〔处　　方〕九里香（鲜）0.5L • 三花酒（或50%乙醇）1L

〔制　　法〕取鲜九里香洗净，捣烂，加酒，浸泡24小时，取滤液备用。

〔功能主治〕麻醉。用于扁桃体挤切术。

〔用法用量〕外用：用时直接涂于咽喉部黏膜表面，涂后数分钟出现麻醉作用，药效持续10分钟左右。

局麻酒

〔处　　方〕川乌30g • 草乌30g • 生南星30g • 生半夏30g • 蟾蜍3g • 细辛3g • 95%乙醇（酒精）1.5L

〔制　　法〕上6味共为粗末或切成薄片，加入95%乙醇，密封浸泡，每日搅拌1次，浸泡10日后滤过，残渣压榨，榨出液与滤出液合并，静置1月后滤过即得。

〔功能主治〕局部麻醉。

〔用法用量〕外用：以脱脂棉蘸局麻酒，敷切口处，15分钟后取去棉花，立即手术排脓。

❗ 注意事项：切忌入口，操作后必须洗手。

〔处方来源〕《历代名医良方注释》

〔附　记〕《历代名医良方注释》中药麻醉药起源甚早，汉代名医华佗就曾用麻沸散为患者施行手术，后世医籍如《医宗金鉴》等亦有外用麻醉制剂的记载。本方系综合古今类似处方，经济型改进而来，对局部小手术有一定的实用价值，特别是农村或边远地区，可以自己加工使用。

九、毛囊炎用药酒

蚤休酊

〔处　方〕蚤体根茎（新鲜）500g • 95%乙醇适量

〔制　法〕将上药用冷水洗净（干生药加温开水浸渍），置广口瓶中，加入95%乙醇（浸出药面2～3cm），加盖密封（隔日振摇1次），浸泡7日后即可取用。

〔功能主治〕清热解毒，除湿止痒。用于毛囊炎。

〔用法用量〕外用：用时振荡药液，再以药棉球蘸药酒外涂搽患处，稍停片刻，药液即干，再重复涂搽4次。一般分早、中、晚3次使用。

〔处方来源〕《中药贴敷疗法》

藤黄苦参酊

〔处　方〕藤黄15g • 苦参10g • 75%酒精200ml

〔制　法〕将前2味共研细末或切成薄片，置容器中，加入75%酒精，密封，浸泡5～7天后即可取用。

〔功能主治〕解毒燥湿，消肿止痛。用于毛囊炎。

〔用法用量〕外用：用时振荡药液，以药棉球蘸药酊外涂搽患处。干后又涂，重复4次。日涂搽2～3次。

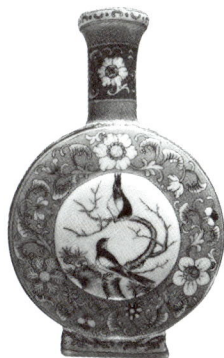

〔处方来源〕《百病中医熏洗熨擦疗法》

十、前列腺增生用药酒

〔处　　方〕生地50g • 熟地50g • 龟板胶50g • 鹿角胶50g • 海狗肾30g • 黄狗肾30g • 四骨40g • 海龙30g • 海燕30g • 蛤蚧30g • 枣皮50g • 龙骨50g • 茯神50g • 上桂50g • 菟丝子50g • 金樱子50g • 益智仁50g • 合欢皮50g • 山药50g • 杜仲50g • 牛膝50g • 五味子40g • 枸杞子50g • 鹿茸30g • 冬虫夏草20g • 覆盆子50g • 锁阳40g • 酸枣仁50g • 何首乌50g • 女贞子50g • 旱莲草50g • 当归50g • 川芎50g • 红花40g • 紫梢花30g • 白酒15L

〔制　　法〕将上药研为细末或切成薄片，加酒，密闭10天，即可服用。

〔功能主治〕补肾活血。用于治疗前列腺增生症。

〔用法用量〕口服：每次50ml，日服2次，视患者酒量及体质状况酌作加减。1个月为1疗程，一般服1～3个疗程。

处方来源 《湖南中医杂志》1999，（3）：50

十一、褥疮用药酒

〔处　　方〕田七20g • 血竭50g • 琥珀20g • 生大黄30g • 桃仁30g • 红花30g • 泽兰50g • 归尾30g • 乳香20g • 川断50g • 骨碎补50g • 土鳖虫30g • 杜仲50g • 制马钱子20g • 苏木50g • 秦艽50g • 自然铜50g • 没药20g • 七叶一枝花20g • 无名异50g • 米三花酒7.5L

〔制　　法〕上药切片，放入米三花酒7.5L，浸泡3～6个月后备用。

〔功能主治〕活血化瘀，消肿止痛，收敛防腐生肌。用于褥疮。

〔用法用量〕外用：药酒纱布堵塞伤口，每日滴药酒1次，也可内服，当发现皮肤潮红时，将十一方酒10ml倒入手中用手掌按摩患处，每日2～3次，局部有水疱形成者，用无菌注射器抽吸水泡内液后再涂搽十一方酒，每日2～3次。如皮肤有溃疡、渗液，应立即用十一方酒纱布湿敷，每日3～4次。

〔处方来源〕《广西中医药》1984，（3）：16

〔附　　记〕皮肤潮红一般3～4日可以恢复正常颜色，水疱4～5日可干
　　　　　　燥结痂，溃疡面需1～2周愈合，治疗92例，无一例发生Ⅲ
　　　　　　度疱，原有皮损无一例继续加深发展。

芎参花酒

〔处　　方〕川芎10g•丹参10g•红花10g•50%乙醇（酒精）200ml
〔制　　法〕上药切片，置酒精中密闭浸泡1个月以上，滤出液备用。
〔功能主治〕祛瘀活血，行气通络。用于褥疮。
〔用法用量〕外用：①预防褥疮组：在骨骼隆起受压处，每2～4小时翻
　　　　　　身涂搽药液1次，3～5分钟后用滑石粉外敷。②治疗褥疮组：
　　　　　　早期（即瘀血红润期）每日涂搽药液4～6次。对水疱或者局
　　　　　　部皮肤已溃烂（即褥疮期），在其周围每日涂搽药液6～8次，
　　　　　　保持疮面清洁，同时用棉圈保护疮面，防止局部再次受压。

〔处方来源〕《甘肃中医》1993，6（5）：42

红当酒

〔处　　方〕红花60g•当归尾60g•50%乙醇（酒精）1L
〔制　　法〕上2药切片，浸入酒精，浸泡1个月滤取清液备用。
〔功能主治〕活血祛瘀，通络止痛，消散瘀肿。用于褥疮。
〔用法用量〕外用：用红花酒少许涂于受压部位，用大小鱼际肌在受压
　　　　　　部位由轻至重环形按摩3～5分钟，再用滑石粉或爽身粉，
　　　　　　每日擦4～6次。

〔处方来源〕《云南中医杂志》1994，15（4）：79

红花消结酒

〔处　　方〕干红花30g•70%的乙醇（酒精）100ml
〔制　　法〕每100ml70%的乙醇（酒精）中，放入干红花30g，浸泡
　　　　　　密封1星期，滤去药渣，即可使用。
〔功能主治〕活血化瘀，消结止痛。用于因注射而致局部硬结肿块、外

伤肿痛、褥疮形成。

〔用法用量〕外用：用纱布或脱脂棉蘸30%的红花消结酒，局部涂搽患
部，日搽2～3次，每次5分钟。

〔处方来源〕《河北中医》1990，12（3）：18

〔附　记〕药酒密封浸泡时间越长效果越佳。

复方红花酒

〔处　方〕红花50g · 黄芪30g · 白蔹20g · 75%乙醇（酒精）500ml
〔制　法〕上药切成薄片，浸泡酒内七昼夜，去渣装瓶。
〔功能主治〕益气，脱毒，生肌。用于褥疮、扭伤血肿、皮肤灼伤等。
〔用法用量〕外用：外搽或用纱布蘸药水罨包。

〔处方来源〕《四川中医》1986，（10）

十二、烧伤用药酒

当紫芷酒

〔处　方〕全当归20g · 西紫草18g · 生白芷18g · 95%乙醇（酒精）
200ml
〔制　法〕将以上药物装入大口瓶中，然后倒入乙醇，盖住瓶口浸泡
2小时即可使用。
〔功能主治〕生肌活血，消炎止痛。用于烧伤。
〔用法用量〕外用：用棉棒蘸药液，涂于患处，每日4～6次。

〔处方来源〕《山西中医》1990，6（2）：56

枣黄液

〔处　方〕酸枣仁皮200g · 黄柏200g · 75%乙醇（酒精）适量
〔制　法〕上药研粗末或切成薄片，泡在75%乙醇（酒精）中，使液
面高出药末1cm为宜，1星期后滤去药渣，密封备用。
〔功能主治〕收敛，消炎，镇痛，抗感染。用于治烧烫伤。
〔用法用量〕外用：暴露烧烫伤创面，有水泡者，剪除水泡，局部用

3%双氧水及生理盐水冲洗，待创面清洁后，用枣黄液直接喷洒，再用无菌纱布覆盖。每3小时喷洒1次，保持药液湿润。

〔处方来源〕 《四川中医》1988，6（8）：41

复方虎杖酒精液

〔处　　方〕 虎杖1.5kg • 地榆1kg • 黄柏500g • 95%乙醇（酒精）8L
〔制　　法〕 将上药粉碎成粗粉，用酒精渗漉，取渗漉液6L即可，用盐水瓶分装备用。
〔功能主治〕 消炎杀菌，收敛止痒，保护创面，预防感染。治疗水火烫伤。
〔用法用量〕 外用：清除创面异物，以无菌针头刺破水泡，放掉水泡内积液，然后将本品喷雾在患处，首次喷雾时，患者疼痛可给予止痛剂，每隔10～20分钟喷雾一次，数次后自然形成药膜，然后适当减少喷雾次数。

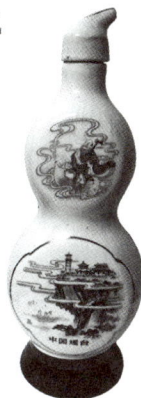

〔处方来源〕 《基层中药杂志》1999，（3）：42

十三、头虱用药酒

百部酒Ⅲ

〔处　　方〕 生百部50g • 白酒250ml
〔制　　法〕 百部切成薄片，放入白酒中，瓶装密封置三昼夜。
〔功能主治〕 杀虫。用于治头虱。
〔用法用量〕 外用：临睡前，取浸泡之白酒搽患者头发全部揉湿匀适，再用布巾包裹束紧。

〔处方来源〕 《湖北中医杂志》1981，（5）：54

〔附　　记〕 治疗同时，须将患者卧具、衣具及梳子等煮沸曝晒一次，疗效更佳。

十四、脱肛用药酒

石榴茜根酒

〔处　　方〕石榴皮15g•茜根15g•白酒100ml
〔制　　法〕上药切碎，用好酒一大盏，煎至七分，去滓。
〔功能主治〕收敛，清利湿热。用于脱肛不缩。
〔用法用量〕口服：每日1剂，分2次温服。

〖处方来源〗 明·《普济方》

苦参酒Ⅰ

〔处　　方〕苦参30g•龙胆草30g•黄酒150ml
〔制　　法〕上药用水300ml，煎至减半，入黄酒同煎至沸，过滤去渣，即成。
〔功能主治〕清热利湿。用于脱肛（湿热下注型）。
〔用法用量〕口服：每次服100ml，日服3次。

⚠ 注意事项：忌食生冷、辛辣食物。

〖处方来源〗 《中国药酒配方大全》

黄芪酒Ⅳ

〔处　　方〕黄芪60g•党参15g•升麻15g•米酒500ml
〔制　　法〕将前3味切成薄片，置容器中，加入米酒，密封，浸泡7天后，过滤去渣，即成。
〔功能主治〕益气升提。用于气虚脱肛。
〔用法用量〕口服：每次服20～30ml，日服2～3次。

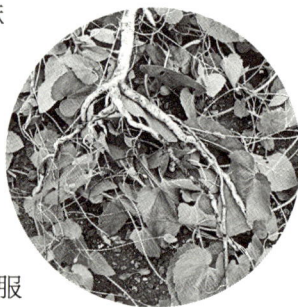

〖处方来源〗 《中国药酒配方大全》

十五、瘿瘤用药酒

复方黄药子酒

〈处　　方〉黄药子120g • 海藻120g • 浙贝母90g • 白酒1L
〈制　　法〉将前3味研为粗末或切成薄片，置容器中，加入白酒，密封，隔水加热，不时搅拌至酒沸腾，取出，连酒带药倒入坛内，趁热封闭，静置10天，过滤去渣，贮瓶备用。
〈功能主治〉散结软坚。用于地方性甲状腺肿。
〈用法用量〉口服：每次服10ml，日服3次。

> 处方来源　《药酒与膏滋》

黄药子酒Ⅰ

〈处　　方〉黄药子500g • 白酒2.5L
〈制　　法〉将上药置容器中，加入白酒，密封，浸泡7天后即成。或用火烧1小时，唯烧至酒气香味出，瓶头有津即止火。不待经宿，候酒冷，即可。过滤去渣，贮瓶备用。
〈功能主治〉散结消瘿，清热解毒。用于痰热互结所致的瘿瘤，如甲状腺瘤、淋巴结肿大等。
〈用法用量〉口服：每次服10～15ml，每日早、晚各1次。应控制饮用量。

> **❶ 注意事项：凡脾胃虚寒及肝功能不正常患者忌用。**

> 处方来源　明 •《本草纲目》

紫菜黄独酒

〈处　　方〉紫菜100g • 黄独（即黄药子）50g • 60°高粱酒500ml
〈制　　法〉将前2味置容器中，加入高粱酒，密封，浸泡10天后过滤去渣，即成。
〈功能主治〉散结消瘿。用于甲状腺肿大。
〈用法用量〉口服：每次服15～20ml，日服2次。

> 处方来源　《偏方大全》

十六、外科其他疾病用药酒

牛膝木瓜酒

〔处　方〕牛膝50g • 木瓜50g • 白酒500ml

〔制　法〕将前2味切碎，置容器中，加入白酒，密封，浸泡7日后过滤，即可取用。药渣如此连续2次，共浸泡白酒1.5L。

〔功能主治〕活血利湿，解粘连。用于手术后肠粘连。

〔用法用量〕口服：每晚临睡前服1次，视个人酒量而定，以能够耐受为度。

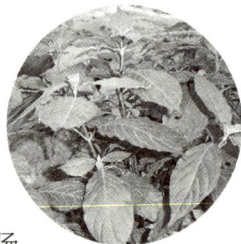

> 处方来源 《新中医》

外敷白芷酒

〔处　方〕生白芷100g • 黄酒或低度白酒200ml

〔制　法〕将白芷研成细末或切成薄片，入黄酒调和匀，即成。

〔功能主治〕祛风，燥湿，消肿，止痛。用于膝关节滑囊炎。

〔用法用量〕外用：取此药酒外敷患处，每日换药1次。

> 处方来源 《浙江中医杂志》

紫金藤酒

〔处　方〕紫金藤50g • 白酒500ml

〔制　法〕将上药切碎，置容器中，加入白酒一半，密封，浸泡7日后，过滤去渣；药渣再加白酒另一半，密封，浸泡7日过滤。2次滤液混合即得。

〔功能主治〕清热解毒。用于纤维组织炎。

〔用法用量〕口服：每次服5～15ml（可根据体质强弱和病情轻重而定），日服3次。

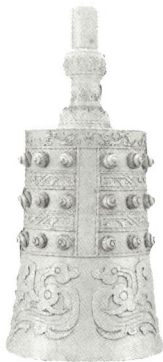

> 处方来源 《新医药学杂志》

蝮蛇地丁酒

〔处　方〕蝮蛇1~2条 • 紫花地丁50g • 白酒1L

〔制　法〕取活蝮蛇置于瓶中，加入70％乙醇或60°白酒1L，加紫花地丁，封口。放置于阴凉处，约3个月后即可使用。放置时间越长越好，药液用完后可随时添加，但添加量不宜超过1L，以免影响药效。

〔功能主治〕清热消炎。用于软组织化脓性感染。

〔用法用量〕外用：用脱脂棉蘸取药液敷患处，再以塑料布盖于药棉之上，指（趾）用废橡皮手套，在手指部分套上。每日可换数次，保持药棉湿润。

〔处方来源〕《新医学》1974，（5）：249

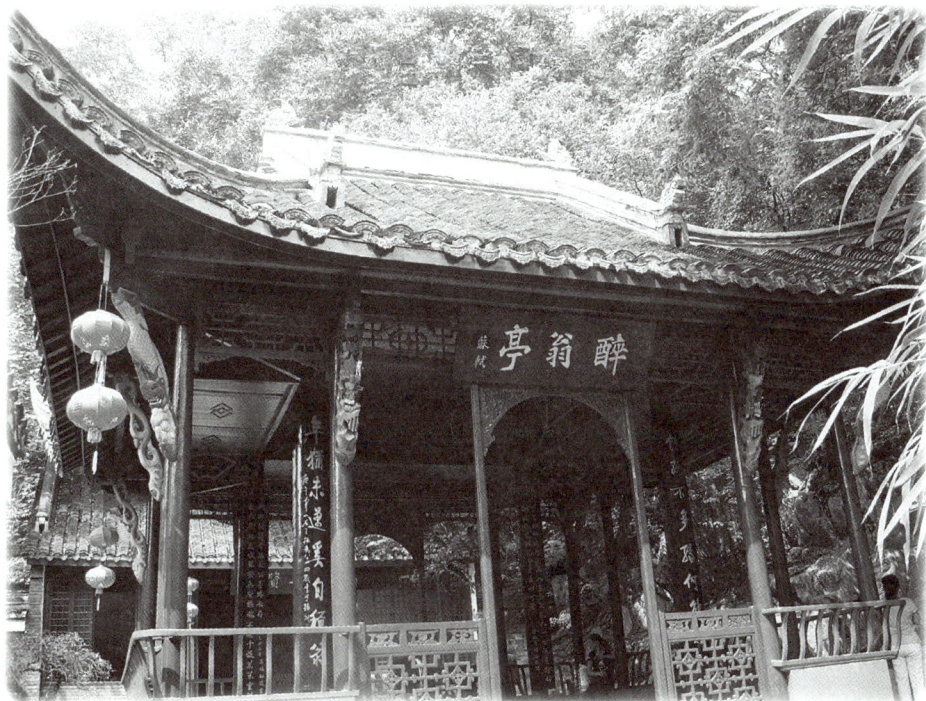

第三章

皮肤科用药酒

第一节
白癜风用药酒

乌蛇天麻酒

〔处　　方〕乌蛇（酒浸，去皮、骨，炙微黄）60g • 防风20g • 桂心20g • 白蒺藜（炒，去刺）20g • 天麻30g • 五加皮10g • 羌活30g • 牛膝20g • 枳壳（麸炒微黄，去瓤）30g • 熟干地黄40g • 白酒2L

〔制　　法〕上药细剉，生绢袋盛，以无灰酒于瓷瓮中浸，密封7日。

〔功能主治〕祛风，养血。用于治白癜风及紫癜。

〔用法用量〕口服：每次温服50ml，日服3次。

> ❗ 注意事项：忌毒滑物、猪、鸡肉。

> 处方来源　宋·《太平圣惠方》

乌蛇浸酒方

〔处　　方〕乌蛇（酒浸，去皮、骨，炙微酥）90g • 防风30g • 白蒺藜30g • 桂心30g • 五加皮30g • 天麻45g • 羌活45g • 牛膝45g • 枳壳（炒）45g • 熟地黄60g • 白酒4L

〔制　　法〕将前10味捣为粗末或切成薄片，入布袋，置容器中，加入白酒，密封，浸泡7~14天后，过滤去渣，即成。

〔功能主治〕滋阴，祛风，止痒。用于白癜风。

〔用法用量〕口服：每次服10ml，日服3次。

> ❗ 注意事项：忌食毒性、黏滑食物及猪肉、鸡肉。

> 处方来源　明·《奇效良方》

〔附　　记〕白癜风表现为皮肤色素脱失而发生局部性白色斑片，其中的毛发亦变白，皮损的表面平滑，无鳞屑。可单发，亦可多发，有的可呈对称性，并有增大的趋势。损害边缘的颜色反可加深，变白的皮肤对日光敏感，一旦日晒即会发红。①《太平圣惠方》方中五加皮用30g，牛膝用60g。余同上。②乌蛇制法：乌蛇是游蛇科动物乌梢蛇除去内脏的干燥全体同时乌蛇需去头，去鳞片，用黄酒焖透后，趁热去骨刺，切段，再用文火炒至微黄即可。

白屑风酊

〈处　　方〉蛇床子40g • 苦参片40g • 土槿皮20g • 薄荷脑10g • 75％乙醇1L

〈制　　法〉将前3味共研细末或切成薄片，置容器中，加入75％乙醇，将药物渗透，放置6小时，然后加入75％乙醇至1L，浸泡数日。最后加入薄荷脑，溶化，拌匀，即成，贮瓶备用。

〈功能主治〉清热，祛风，止痒。用于湿热蕴郁、肌肤失养之白癣风。

〈用法用量〉外用：每取此药酒涂搽患处，每日3～5次。

〈处方来源〉　《中医外科临床手册》

补骨脂酊Ⅰ

〈处　　方〉补骨脂300g • 75％乙醇 600ml

〈制　　法〉将上药切碎，置容器中，加入75％乙醇，密封，浸泡7天后，过滤去渣，即成。

〈功能主治〉调和气血，活血通络。用于白癣风（白驳风）、扁平疣（疣证）。

〈用法用量〉外用：用棉球蘸药酒涂搽患处，并摩擦5～15分钟，每日涂搽2次。

〈处方来源〉　《赵炳南临床经验集》

补骨脂酊Ⅱ

〈处　　方〉补骨脂1kg • 菟丝子300g • 75％乙醇4L

〈制　　法〉将前2味共研细末，置容器中，加入75％乙醇，密封浸泡7天后，即可取用。

〈功能主治〉活血通络，祛风止痒。用于白癣风。

〔用法用量〕外用：取此药酒涂搽患处，每日涂搽数次。

处方来源　《中医药信息》

复方补骨脂酒

〔处　　方〕补骨脂30g • 密陀僧30g • 前胡20g • 防风10g • 白附子15g • 雄黄6g • 白酒（或75%乙醇）200ml

〔制　　法〕将前6味共研细末，置容器中，加入白酒，密封，浸泡7天后即可取用。

〔功能主治〕活血祛风，解毒消斑。用于白癜风。

〔用法用量〕外用：取此药酒涂搽患处，每日涂2～3次。

处方来源　《中国药酒配方大全》

〔附　　记〕每次以搽至皮肤嫩红为度，再涂。

菖蒲酘酒

〔处　　方〕菖蒲（九节者，去须节，米泔浸，切）1.2kg • 天门冬（去心）120g • 天雄（炮裂，去皮、脐）36g • 麻子仁（生用）60g • 茵芋（去粗茎）12g • 干漆（炒烟出）36g • 生干地黄（切，焙）36g • 远志（去心）36g • 露蜂房（微炒）12g • 苦参120g • 黄芪（炙，剉）100g • 独活（去芦头）60g • 石斛（去根）60g • 柏子仁（生用）100g • 蛇蜕皮（微炙）长三尺 • 天蓼木（剉）24g

〔制　　法〕上16味，粗捣筛，用水125kg，煮菖蒲等取汁，50kg以酿60kg秫米，蒸酘如常法，用6月6日细曲于7月7日酿酒，酒成去糟取清，收于净器中，密封。

〔功能主治〕补益气血，活血化痰。用于白驳举体斑白，经年不瘥者。

〔用法用量〕口服：每次温服40～50ml，日服3次。另煮菖蒲并药滓，取汤淋洗患处尤佳。

处方来源　宋•《圣济总录》

菟丝子酒Ⅱ

〔处　　方〕菟丝子全草（新鲜）180g•白酒（或75％乙醇）500ml

〔制　　法〕将上药洗净，切碎，置容器中，加入白酒，密封，浸泡5~7天后，过滤去渣，即成。

〔功能主治〕祛风止痒。用于白癜风。

〔用法用量〕外用：每取此药酒涂搽患处，日涂搽数次。

〔处方来源〕《中药制剂汇编》

紫荆皮酊

〔处　　方〕紫荆皮15g•川花椒15g•补骨脂15g•大曲酒100ml

〔制　　法〕将前3味共研细末，置容器中，加入大曲酒，密封，浸泡1周后即可取用。

〔功能主治〕活血，止痒，消斑。用于白癜风。

〔用法用量〕外用：先以脱脂棉球蘸药酒少许搽患处以搽至皮肤嫩红为度，再用羊毫笔蘸药酒涂搽患处，每日早、晚各涂搽1次。

〔处方来源〕《百病中医熏洗熨擦疗法》

第二节
冻疮用药酒

当归红花酒Ⅰ

〔处　　方〕桂枝30g•当归30g•红花15g•细辛10g•白酒500ml

〔制　　法〕诸药粉碎，纱布袋装，扎口，置容器中，白酒浸泡，7日后取出药袋，压榨取液。将榨取液与药酒混合，静置，过滤，即得。

〔功能主治〕活血，温经，通脉。用于防治冻疮、褥疮。

〔用法用量〕外用：先用棉签蘸药酒涂搽局部，再用手按摩。

〔处方来源〕《药酒汇编》

当归酊

〔处　方〕当归50g · 红花50g · 王不留行50g · 干姜30g · 桂枝30g · 细辛10g · 樟脑10g · 冰片10g · 95％医用乙醇750ml

〔制　法〕将前6味捣碎，与樟脑、冰片同置容器中，加入95％乙醇，密封，浸泡3周后，以纱布过滤，收集药液，贮瓶备用。

〔功能主治〕温经散寒，活血通络。用于冻疮（未溃型）。

〔用法用量〕外用：用时先将患部用温开水洗净，拭干，以棉球蘸药液涂搽患处，每日涂搽3~5次。

〔处方来源〕《百病中医熏洗熨擦疗法》

〔附　记〕一般用药3~5天即可见效，7~10天肿消痒止而愈。

防治冻伤酒

〔处　方〕红花18g · 干姜18g · 附子（制）12g · 徐长卿15g · 肉桂9g · 40~60°白酒1L

〔制　法〕将前5味捣碎或切薄片，置容器中；加入白酒，密封，浸泡7天后即可取用。

〔功能主治〕温经散寒，活血通络。用于预防冻疮。

〔用法用量〕口服：每次服8~15ml，日服2~4次。于严寒季节服，1剂即可。

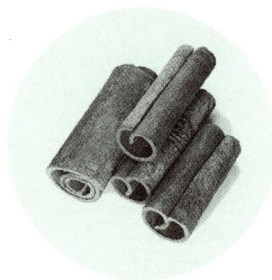

〔处方来源〕《陕甘宁青中草药选》

红灵药酒

〔处　方〕当归20g · 肉桂20g · 红花20g · 花椒20g · 干姜10g · 樟脑10g · 川芎20g · 荆芥10g · 医用乙醇1L

〔制　法〕将以上诸药切片后纳入酒精内密闭浸1星期后使用。

〔功能主治〕温经活血，通络止痛。用于治冻伤。

〔用法用量〕外用：先以生姜频搽患处，再用棉花球蘸红灵药酒搽患处，1日数次。

> ⓘ **注意事项：冻疮溃后不宜使用。**

〖处方来源〗《国医论坛》1989，（6）：30

红灵酒Ⅱ

〔处　　方〕当归60g•肉桂60g•红花30g•川椒30g•干姜30g•樟脑15g•细辛15g•95%医用乙醇1L

〔制　　法〕上药切片入酒精，密闭浸泡7日，去渣装瓶备用。

〔功能主治〕温阳祛寒。用于治疗冻疮。

〔用法用量〕外用：三伏天中午用药棉蘸红灵药酒涂搽患处，每次10~20分钟，连用30日。晴天比阴天效果好，一般1年即效，重者涂2个伏天。

〖处方来源〗《中医外治杂志》1996，（4）：47

红椒酒

〔处　　方〕当归60g•肉桂60g•红花30g•花椒30g•干姜30g•樟脑15g•细辛15g•75%乙醇1L

〔制　　法〕上药切片浸泡于酒精中，1星期后备用。

〔功能主治〕活血温经，祛寒通络。主治冻伤。

〔用法用量〕外用：用棉签蘸药酒搽患处。

〖处方来源〗《湖北中医杂志》1994，（6）：24

冻疮一涂灵

〔处　　方〕肉桂12g•当归12g•桂枝12g•小茴香10g•大茴香10g•白芷10g•防风10g•川芎8g•丁香8g•独活8g•羌活8g•荆芥8g•红花5g•樟脑5g•二锅头白酒500ml

〔制　　法〕上药共研末或切薄片，放白酒中浸泡3日，塞紧瓶盖，以防泄气和乙醇（酒精）挥发。3日后即可使用，用时摇匀药液。

〈功能主治〉温经散寒，活血通络，除湿止痛痒。用于治疗冻疮。

〈用法用量〉外用：用棉签蘸药液搽于冻疮处，本方适用于Ⅰ～Ⅱ度冻疮。Ⅲ度冻疮溃破者和孕妇慎用。

〈处方来源〉 《新中医》1997，29（10）：54

冻疮川乌酒

〈处　　方〉制川乌30g•制草乌30g•樟脑30g•红花20g•桂枝15g•白酒500ml

〈制　　法〉上药共为粗末或切薄片，装入广口瓶中，加入白酒，以淹没药物1指为度，1星期后即可应用。

〈功能主治〉温经活血。用于治疗冻疮红肿，瘙痒未溃。

〈用法用量〉外用：先将患处用手摩擦至发热，再蘸药酒反复揉搓，每次5~10分钟，每日2~3次。

〈处方来源〉 《四川中医》1988，6（11）：41

冻疮酒Ⅰ

〈处　　方〉花椒15g•生姜汁3ml•甘油6ml•白酒30ml

〈制　　法〉先将花椒浸酒内，1星期后取出花椒，加入姜汁、甘油，摇匀。

〈功能主治〉温经，活血。用于冻疮。

〈用法用量〉外用：搽患处。

〈处方来源〉 《中国食疗学》

冻疮酒Ⅱ

〈处　　方〉大黄10g•黄柏10g•天冬10g•麦冬10g•麻黄10g•辣椒10g•干姜12g•甘草6g•白酒600ml

〈制　　法〉上药粉碎成粗末，用少量白酒浸泡15分钟，装入渗漉筒内加足量白酒，静

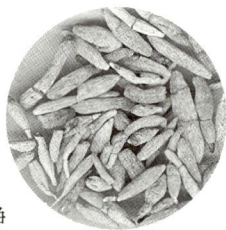

置7日，收集药液500ml。或上药切片，用白酒浸泡7天后使用。

〈功能主治〉温中散寒，滋阴解毒。用于治疗冻疮（未出现水疱、糜烂、溃疡、破裂时用）。

〈用法用量〉外用：用温水洗净患处，然后用冻疮酒外搽，并用手反复按摩，使局部病变部位皮肤发热为止。病轻者每日2~3次，重者每日4~5次。

> ❗ 注意事项：若患处发生水疱，糜烂，溃疡及破裂时，不宜用本酒外搽，而应用冻疮膏施治。

〈处方来源〉《陕西中医》1998，（6）：275

姜椒酒

〈处　　方〉鲜生姜100g • 花椒100g • 95％医用乙醇300ml

〈制　　法〉将生姜切片，与花椒同置容器中，加入95％乙醇密封，浸泡3~5天后即可取用。

〈功能主治〉温经散寒。用于冻疮。

〈用法用量〉外用：涂搽患处，每日涂搽2~3次。

〈处方来源〉《民间百病良方》

复方当归红花酊

〈处　　方〉当归100g • 肉桂100g • 红花50g • 干姜50g • 细辛25g • 樟脑25g • 70％医用乙醇2.5L

〈制　　法〉将前5味，除红花外，研为粗末，一并置容器中，加入70％乙醇，密封，浸渍1~2周后过滤，滤液中加入樟脑，溶化拌匀，共制成2L即得。

〈功能主治〉活血散寒。用于冻疮初起结块，或略有红肿未溃者，以及脱痂未溃者均可用之。

〈用法用量〉外用：先用热水轻轻洗擦患部，再涂搽本品适量，日搽数次。

〈处方来源〉《中药制剂汇编》

复方樟脑酒

〈处　方〉樟脑10g•川椒50g•干辣椒3g•甘油20ml•95%医用乙醇100ml

〈制　法〉先将川椒、干辣椒用凉开水洗净，晾干，于辣椒切碎（籽勿取出），置容器中，加入95%乙醇，密封。浸泡7天（经常摇动），过滤去渣，取药液，加入樟脑、甘油，溶化拌匀即成。

〈功能主治〉温经通脉。用于冻疮、局部干燥、皲裂。

〈用法用量〉外用：先用温开水浸泡患处，拭干，再涂搽此酒，面积应超过患部范围，每日涂搽5～7次。

〈处方来源〉《药酒汇编》

〈附　记〉又方：辣椒油5ml，樟脑3g，甘油15ml，添加95%乙醇至100ml。治冻疮未溃者。余同上，效佳。

桂枝二乌酊

〈处　方〉桂枝50g•制川乌50g•制草乌50g•芒硝40g•细辛20g•红花20g•樟脑15g•60%医用乙醇1L

〈制　法〉将前7味研为粗末（芒硝、樟脑单研后入），置容器中加入60%乙醇，密封，浸泡7天后，过滤去渣，再加入芒硝、樟脑，溶解后，滤过即可。

〈功能主治〉温经散寒，通络止痛。用于冻疮。

〈用法用量〉外用：用棉球蘸药液涂搽患处，（溃后涂在患部周围，溃疡面按外科溃疡处理），趁温频频揉擦。每日早、晚各1次，每次揉擦5分钟。

〈处方来源〉临床经验方

桂苏酒

〈处　方〉桂枝100g•苏木100g•细辛60g•艾叶60g•生姜60g•当归60g•花椒60g•辣椒6g•樟脑粉20g•白酒3L

〈制　法〉将前8味捣碎或切薄片，置容器中，加入白酒，密封，浸泡7天后，过滤去渣，加入樟脑即可。

〔功能主治〕温经通络，活血化瘀，消肿止痛。用于冻疮，无论已溃未溃者均可。

〔用法用量〕外用：先用温开水将患处洗净，拭干，用药棉球蘸药液反复涂搽患处，每日搽3次。

〔处方来源〕《陕西中医》

〔附　　记〕此方去樟脑粉、乙醇（有皮损者去辣椒），水煎洗患处效果也很显著（在未冻伤前用药亦有很好的预防作用）。

桂椒樟冰酒

〔处　　方〕肉桂30g•红辣椒15g•樟脑9g•冰片3g•白酒250ml

〔制　　法〕先将肉桂捣碎，辣椒去籽切丝，共入白酒中浸泡5日，过滤，将樟脑、冰片各研细。放滤液中混匀，装瓶备用。

〔功能主治〕温肾，活血。用于冻疮。

〔用法用量〕外用：用棉球蘸药酒涂患处，每日3~5次。

〔处方来源〕《新医学杂志》1975，（11）：26

樱桃酒

〔处　　方〕樱桃500g•30%~50%乙醇1L

〔制　　法〕在樱桃成熟季节，选购质好未烂的鲜樱桃（民间称为八分熟），用冷开水洗净，放入瓶中，加入30%~50%的乙醇至浸没樱桃为度，加盖用蜡密封，埋于不见阳光的背阴处49~66cm深，候冬季冷冻时取出，将樱桃和药酒分别装瓶（药酒宜过滤至澄明），并加三合红等染料着成樱桃红色备用。

〔功能主治〕活血化瘀。用于冻伤、风湿关节疼痛及风湿性瘫痪。

〔用法用量〕外用：Ⅰ~Ⅱ级冻伤，用樱桃酒涂患处轻轻搽之，1日数次，Ⅲ级冻伤（有溃疡面或坏死组织）可将樱桃去蒂去核，剖开果肉，或将果肉在消毒乳钵中研成果肉泥，敷于患处，次数根据实际情况而定。

〔处方来源〕《药学通报》1965，11（9）：396，《治疗与保健药酒》

第三节
脚气用药酒

二味独活酒

〈处　　方〉独活150g•制附子150g•白酒2L

〈制　　法〉将前2味研细，入布袋，置容器中，加入白酒，密封，浸泡5～7天后，过滤去渣，即成。

〈功能主治〉温经散寒，通络舒筋。用于脚气。

〈用法用量〉口服：随时随量服用，由小剂量开始，逐渐加重，常令酒气相伴，以未醉为度。

〈处方来源〉宋·《圣济总录》

十味附子酒Ⅱ

〈处　　方〉制附子30g•丹参30g•川续断30g•牛膝30g•五加皮（炙）20g•白术50g•生姜50g•桑白皮50g•细辛25g•独活20g•肉桂25g•白酒2L

〈制　　法〉将前10味捣碎或切薄片，入布袋，置容器中，加入白酒，密封，浸泡10天后，过滤去渣，即成。

〈功能主治〉散寒逐湿。用于脚气。

〈用法用量〉口服：每次空腹温服10ml，日服3次。

〈处方来源〉《药酒汇编》

五加皮酒Ⅷ

〈处　　方〉五加皮18g•羚羊角屑18g•防风18g•独活18g•干地黄50g•黑豆（炒香）50g•薏苡仁30g•牛膝30g•海桐皮12g•大麻仁15g•牛蒡根50g•桂心10g•白酒3L

〈制　　法〉将前12味细切，入布袋，置容器中，加入白酒，密封，浸泡6～7天后，过滤去渣，即成。

〈功能主治〉祛风湿，清烦热，温经散寒，舒筋通络。用于脚气发作、烦热疼痛、筋脉拘急、行履不得。

〔用法用量〕口服：每次空腹温服15~30ml，日服3次，或于食前，随性温服之。

〔处方来源〕宋·《太平圣惠方》

〔附　　记〕明·《普济方》方中海桐皮为30g。

牛膝丹参酒

〔处　　方〕牛膝25g•丹参25g•薏苡仁25g•干地黄（生）25g•五加皮15g•白术15g•侧子（炮）12g•萆薢12g•赤茯苓12g•防风12g•独活18g•石斛18g•茵陈叶9g•桂心9g•天雄（炮）9g•人参9g•川芎9g•石楠叶（炙）9g•细辛6g•升麻6g•磁石（煅、酒淬七遍）50g•生姜15g•白酒3L

〔制　　法〕将前22味捣碎或切片，入布袋。置容器中，加入白酒，密封（勿令通气），浸泡7天后即可取用。

〔功能主治〕益气血，祛风湿，温经散寒，舒筋通络。用于脚气，入冬即苦脚痹弱；或筋骨不能屈伸、皮肤麻木、手脚指（趾）节肿满闷，或四肢肿、腰胫直。

〔用法用量〕口服：每次空腹服10~20ml，日服5次，常令酒气相续。不饮酒者，频频少服，以知为度。

〔处方来源〕宋·《圣济总录》

〔附　　记〕明·《普济方》方中前4味剂量各为15g，细辛、升麻均改为90g。余同上。

牛膝酒方

〔处　　方〕牛膝12g•侧子（炮）12g•丹参12g•山茱萸12g•蒴藋12g•杜仲12g•生石斛12g•防风9g•蜀椒9g•细辛9g•独活9g•秦艽9g•桂心9g•薏苡仁9g•川芎9g•当归9g•白术9g•茵陈（炙）9g•五加皮（炙）15g•炮姜8g•白酒2L

〔制　　法〕将前20味捣为粗末或切薄片，入布袋，置

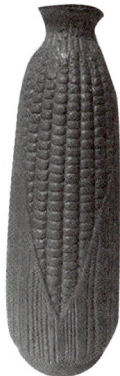

容器中，加入白酒，密封，浸泡3～7天后，即可取用。

〔功能主治〕祛风温经，活血通络。用于脚气湿痹不仁、脚弱不能行走。

〔用法用量〕口服：初服10ml，稍加以知为度，日服2～3次。患者目昏头旋者，服之最佳。

处方来源　宋·《太平圣惠方》

丹参石斛酒 Ⅱ

〔处　　方〕石斛60g • 丹参30g • 当归30g • 川芎30g • 杜仲30g • 防风30g • 白术30g • 党参30g • 桂心30g • 五味子30g • 白茯苓30g • 陈皮30g • 黄芪30g • 怀山药30g • 干姜45g • 牛膝45g • 炙甘草15g • 白酒5L

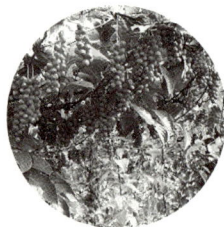

〔制　　法〕将前17味共为粗末，入布袋，置容器中，加入白酒，密封，浸泡7天后，过滤去渣，即成。

〔功能主治〕益气活血，祛风散寒，舒筋通络。用于脚气痹弱、筋骨疼痛。

〔用法用量〕口服：每次空腹温服10～20ml，渐加至30ml，日服2次。

处方来源　宋·《圣济总录》

乌药酒 Ⅱ

〔处　　方〕乌药30g • 白酒100ml • 加入生麝香少许尤妙

〔制　　法〕用瓷片刮上药为末，置瓷瓶中，加入白酒，密封，浸泡7日后即可取用。

〔功能主治〕理气散寒。用于脚气。

〔用法用量〕口服：每次空腹温服30ml，日服2次。

处方来源　元·《世医得效方》

〔附　　记〕无麝香，可多服；有麝香，孕妇忌服。服后溏泄病去，一服即安。

石斛浸酒方

〔处　方〕石斛15g • 丹参15g • 五加皮15g • 茵陈15g • 侧子（炮）12g • 秦艽12g • 川牛膝12g • 山茱萸12g • 桂心9g • 川芎9g • 独活9g • 白前9g • 当归9g • 川椒9g • 黄芪 9g • 杜仲6g • 炮姜6g • 陈皮6g • 薏苡仁10g • 钟乳粉24g • 白酒1.6L

〔制　法〕将前20味细切，入布袋，置容器中，加入白酒，密封，浸泡3～7天后，即可取用。

〔功能主治〕祛风除湿，温经散寒，益气活血，化痰通络。用于脚气痹挛、风虚肿满、不能行履。

〔用法用量〕口服：每次空腹温服10～15ml，日服3次。

〔处方来源〕宋・《太平圣惠方》

生地黄酒Ⅱ

〔处　方〕生地黄（干品）500g • 牛蒡子500g • 杉木节150g • 牛膝150g • 丹参60g • 大麻仁250g • 防风90g • 独活90g • 地骨皮90g • 白酒6L

〔制　法〕将前9味捣碎或切薄片，入布袋，置容器中，加入白酒，密封，浸泡6～7天后，过滤去渣，即成。

〔功能主治〕凉血活血，祛风除湿。用于脚气肿满、烦疼少力。

〔用法用量〕口服：每次食前温服15～30ml，日服3次。

〔处方来源〕明・《普济方》

白杨皮酒Ⅱ

〔处　方〕白杨皮50g • 白酒500ml

〔制　法〕将上药切片，置容器中，加入白酒，密封，浸泡3～7天后即可服用。

〔功能主治〕清热解毒，利水杀虫。用于风毒脚气、腹中痰癖如石者。

〔用法用量〕口服：每次服20～30ml，晨起服之，日服3次。

〔处方来源〕明・《本草纲目》

连花酒

〈处　　方〉黄连（冲细）30g · 花椒15g · 白酒100ml

〈制　　法〉将黄连、花椒放入酒内，浸泡1星期。

〈功能主治〉燥湿，杀虫。用于烂脚丫。

〈用法用量〉外用：用时先将患部用苯扎溴铵（新洁尔灭）液消毒揩净，再用纱布浸润"连花酒"敷盖；或用棉球蘸连花酒放入趾缝烂处固定愈后，最好再用醋250ml（热至20～30℃）泡洗患足。

〈处方来源〉《四川中医》1984，（5）：58

苦参黄柏酒

〈处　　方〉苦参50g · 川黄柏50g · 白酒500ml

〈制　　法〉将前2味切碎，置容器中，加入白酒，密封，浸泡10天后，过滤去渣，即成。

〈功能主治〉清热，解毒，燥湿。用于热毒流注腿脚、肿痛欲脱等。

〈用法用量〉外用：趁温浸洗脚肿处，日洗3～4次。

〈处方来源〉《药酒汇编》

松节酒

〈处　　方〉松节500g · 干地黄150g · 秦艽150g · 牛膝150g · 桂心60g · 防风60g · 牛蒡根500g · 丹参90g · 萆薢90g · 苍耳子90g · 独活90g · 大麻仁100g · 白酒10L

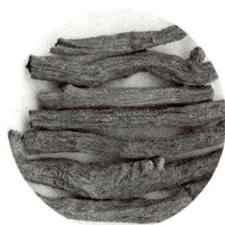

〈制　　法〉将前12味，捣碎或切薄片，入布袋，置容器中，加入白酒。密封浸泡6～7天后，过滤去渣，即成。

〈功能主治〉祛风除湿，温经散寒，活血通络。用于脚气、筋挛拘急、四肢挛痹，或至脚软。

〈用法用量〉口服：每次空腹温服20～30ml，日服3次，或随性暖服。

〈处方来源〉宋·《太平圣惠方》

侧子酒 Ⅱ

〈处　　方〉侧子（炮裂，去皮脐）60g • 独活60g • 石斛30g • 秦艽30g • 紫苏（茎叶）30g • 当归30g • 白术30g • 威灵仙30g • 黑豆（炒香）30g • 淫羊藿10g • 防风10g • 赤茯苓10g • 黄芩10g • 汉防己10g • 桂心10g • 丹参10g • 川芎10g • 川椒15g • 细辛15g • 薏苡仁50g • 白酒5L

〈制　　法〉将前20味细绞或切薄片，入布袋，置容器中，加入白酒，密封，浸泡6～7天后，过滤去渣，即成。

〈功能主治〉温经散寒，祛风除湿，活血通络。用于脚气、缓弱无力疼痛。

〈用法用量〉口服：每于食前，随性温服。

〈处方来源〉宋·《圣济总录》

侧子酒 Ⅲ

〈处　　方〉侧子（制）15g • 牛膝15g • 川续断15g • 桑白皮20g • 白术20g • 生姜20g • 五加皮18g • 丹参18g • 细辛12g • 桂心12g • 白酒1.5L

〈制　　法〉将前10味细切，入布袋，置容器中，加入白酒，密封浸泡5～6天后，过滤去渣，即成。

〈功能主治〉温经散寒，舒筋活络。用于脚气。

〈用法用量〉口服：每次服15～30ml，以知为度，日服2次。

〈处方来源〉清·《医部全录》

侧子酒 Ⅳ

〈处　　方〉侧子（生用）15g • 生姜15g • 丹参18g • 牛膝18g • 石楠（炙）18g • 独活（炙）18g • 金牙（碎）50g • 生石膏（干品24g）50g • 萆薢30g • 吴茱萸30g • 生地黄（干品24g）30g • 防风12g • 茯苓12g • 五加.皮14g • 薏苡仁30g • 茵陈（炙）15g • 川椒（汁）5g • 桂心8g • 天雄（生用）8g • 人参8g • 川芎8g • 当归8g • 白术12g • 细辛6g • 白酒6L

〈制　　法〉将前24味切碎或切薄片，入布袋，置容器中，加入白酒，密封，浸泡7天后，过滤去渣，即成。

〈功能主治〉益气血，祛风湿，温经散寒。用于脚气，春夏发，入秋肿消气定，但苦脚弱，不能屈伸，足上不仁，手指胀痛，不得屈伸，四肢、腰背皆废。

〈用法用量〉口服：每次服10ml，量性多少稍加，以微醺为度，日服2～3次。

> ❗ 注意事项：忌食猪肉、冷水、醋物、生葱、桃、李、雀肉、生菜、芜荑等。

处方来源 唐·《外台秘要》

〈附　　记〉妇女服，去石楠；服此药酒，须更灸三里穴、风市穴、伏兔穴，以泄毒气。

金牙酒 I

〈处　　方〉金牙30g·细辛30g·茵陈30g·防风30g·制附子30g·炮姜30g·地肤子30g·蒴藋30g·干地黄30g·升麻30g·人参30g·牛膝45g·石斛45g·独活45g·白酒5L

〈制　　法〉将前14味细挫或切薄片，入布袋，置容器中，加入白酒，密封，浸泡5～7天后，即可取用。

〈功能主治〉祛风解毒，温经散寒。用于风毒脚气、上攻心脾、口不能语。

〈用法用量〉口服：不拘时，随量饮之，常令酒气相续为妙。

处方来源 宋·《圣济总录》

金牙酒 II

〈处　　方〉金牙45g·牛膝45g·石斛45g·细辛15g·茵陈15g·炮姜15g·防风15g·蛇床子15g·干地黄30g·制附子30g·莽草30g·白酒3L

〈制　　法〉将前11味细切，入布袋，置容器中，加入白酒，密封，浸泡6～7天后，过滤去渣，即成。

〔功能主治〕温经散寒，祛风除湿。用于脚气痹弱、言语蹇涩。

〔用法用量〕口服：每次空腹温服15～30ml，日服3次，或食前随性温服之。

〔处方来源〕宋·《圣济总录》

〔附　　记〕明·《普济方》金牙酒，有独活150g，茵陈用量为60g，余同上。

茵陈酒

〔处　　方〕茵陈50g • 白术35g • 法半夏35g • 冰糖100g • 白酒1L

〔制　　法〕将上5味共置铜罐内，待糖溶化，取出，倾入缸内密封，静置6个月，过滤，即成。

〔功能主治〕清热燥湿，舒筋活络。用于湿热内蕴引起的关节酸痛、脚气渗湿、皮肤刺痒、脘腹痞闷、小便不利。

〔用法用量〕口服：每次服15ml，日服2次。

〔处方来源〕《药酒汇编》

〔附　　记〕茵陈母子酒制法：取鲜茵陈（去老茎杂质）6kg，用白酒5L，浸泡（密封）6个月以上，过滤去渣即可。

独活酒Ⅱ

〔处　　方〕独活18g • 山茱萸18g • 天门冬18g • 黄芪18g • 甘菊花18g • 防风18g • 天雄（炮）18g • 侧子（炮）18g • 防己18g • 白术18g • 赤茯苓18g • 牛膝18g • 枸杞子18g • 磁石（生，捣碎）30g • 生姜3g • 贯众12g • 生地黄30g • 白酒3L

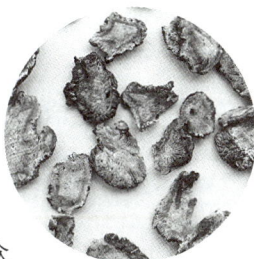

〔制　　法〕将前17味细切，入布袋，置容器中，加入白酒，密封，浸泡7天后，即可取用。

〔功能主治〕温经散寒，益气养阴，健脾利湿，化痰通络。用于脚气、头痛喘闷、胸膈心背痛。

〔用法用量〕口服：初服30ml，渐加，日服3次。常令酒气相续为妙。

〖处方来源〗 宋·《圣济总录》

独活浸酒方

〔处　　方〕独活18g • 干地黄18g • 生黑豆皮20g • 大麻子仁（炒）20g • 海桐皮12g • 生恶实根50g • 桂心8g • 白酒1L

〔制　　法〕将前7味切细，入布袋，置容器中，加入白酒，密封，浸泡3～7天后，过滤去渣，即成。

〔功能主治〕祛风湿，清虚热，温经通络。用于岭南脚气发动、地气郁蒸、热毒内盛、脾肺常有虚热之候。

〔用法用量〕口服：不拘时，随意服之，常令有酒气。酒渣添酒；未薄即止，更作。

〖处方来源〗 宋·《圣济总录》

崔氏侧子酒

〔处　　方〕侧子（炮裂，去皮脐）12g • 前胡12g • 五味子12g • 山茱萸12g • 白术12g • 生石斛24g • 磁石24g • 茯苓24g • 独活10g • 秦艽10g • 炙甘草10g • 防风10g • 黄芩10g • 防己10g • 丹参10g • 当归10g • 干姜10g • 紫苏茎8g • 桂心8g • 蜀椒8g • 川芎8g • 细辛6g • 薏苡仁15g • 白酒3L

〔制　　法〕将前23味薄切或捣碎，入布袋，置容器中，加入白酒，密封，浸泡5～10天后，过滤去渣，即成。

〔功能主治〕温经散寒，祛风除湿，活血通络。用于脚气不瘥。

〔用法用量〕口服：初服40ml，渐渐加至80～90ml，日服2次，空腹温服。

❗ 注意事项：慎生冷、猪肉、蒜，其中间觉热渴，得饮豉酒，豉乃蒸暴之，忌海藻、菘菜、桃、李、雀肉、生葱、生菜及酪物等。

〖处方来源〗 唐·《外台秘要》

黑豆酒 Ⅱ

〔处　　方〕黑豆（炒香）250g•白芷30g•薏苡仁60g•黄酒1L

〔制　　法〕将前3味捣碎或切薄片，置容器中，加入黄酒，密封，浸泡3~7日滤过，或隔水加热，浸渍1日即可。

〔功能主治〕活血，利水，祛风，调经。用于脚气痹弱、头目眩晕、筋急、小便不利。

〔用法用量〕口服：随时随量饮之，常令酒气相续为妙。

〔处方来源〕宋•《圣济总录》

酸枣仁酒

〔处　　方〕酸枣仁18g•黄芪18g•赤茯苓18g•羚羊角18g•五加皮18g•干葡萄30g•牛膝30g•天门冬12g•防风12g•独活12g•桂心12g•大麻仁50g•白酒2L

〔制　　法〕将前12味捣碎或切薄，入布袋，置容器中，加入白酒，密封，浸泡6~7天后即可取用。

〔功能主治〕益气清肝，祛风除湿，养心安神。用于脚气疼痛。

〔用法用量〕口服：每次空腹温服15~30ml，日服3次，或随性温服之。

〔处方来源〕明•《普济方》

〔附　　记〕本方还有光泽肌肤、润养脏腑之功，故可用于润肤、保健之用。

薏苡仁酒 Ⅱ

〔处　　方〕薏苡仁30g•干地黄30g•牛膝30g•羚羊角屑18g•五加皮18g•秦艽18g•防风18g•川升麻12g•黄芩12g•羌活12g•独活12g•牛蒡子12g•桂心12g•地骨皮15g•枳壳8g•大麻仁10g•白酒2.5L

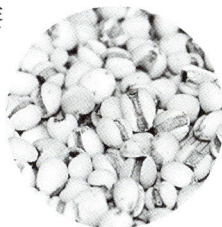

〔制　　法〕将前16味捣碎或切薄片，入布袋，置容器中。加入白酒，密封，浸泡6~7天后，即可取用。

〔功能主治〕祛风除湿，解毒通窍。用于脚气风毒、间歇疼痛、四肢拘急、背项强直、言语蹇涩。

〔用法用量〕口服：每次食前温服15～30ml，日服3次，或随性温取之。

处方来源 明·《普济方》

第四节
疥疮用药酒

十味百部酊

〔处　方〕百部30g·苦参10g·白鲜皮10g·川楝子10g·萹蓄10g·蛇床子10g·石榴皮10g·藜芦10g·皂角刺20g·羊蹄根20g·白酒1L

〔制　法〕将前10味共研粗末或切薄片，置容器中，加入烧酒，密封，时时摇动，浸泡1周，去渣，备用。

〔功能主治〕清热利湿，杀虫止痒。用于疥疮。

〔用法用量〕外用：每晚临睡前用纱布块蘸药酒涂搽患处，连用7～10天。

处方来源 《百病中医熏洗熨擦疗法》

灭疥灵I

〔处　方〕硫黄50g·雄黄50g·百部100g·苦参30g·川椒30g·樟脑30g·密陀僧36g·蛇床子60g·冰片5g·95%医用乙醇1L

〔制　法〕先将硫黄、雄黄、密陀僧共研极细末，连同其他药物一并置于容器中，加入95%乙醇，密封，浸泡3～7天后，用纱布过滤去渣，取药液贮瓶备用。

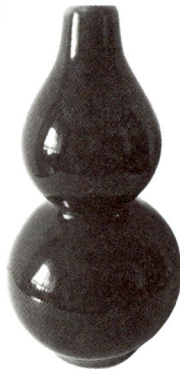

〈功能主治〉解毒杀虫，祛风止痒。用于疥疮。

〈用法用量〉外用：用药前，先用热水，硫黄肥皂洗澡，除去痂皮，拭干取药液加温后，涂搽患处，有皮损处多搽，每日早、晚各1次，5次为1疗程。

〈处方来源〉程功文经验方

〈附　　记〉本方用于临床，涂药后有清凉舒适感，患者乐于接受，而且止痒快，疗效高。

灭疥灵Ⅱ

〈处　　方〉敌百虫（精制）80g • 樟脑（研细）50g • 冰片30g • 95%乙醇4L

〈制　　法〉将前3味共研细末，置入95%乙醇中，并以蒸馏水5L稀释，轻轻振动，待药品全部溶解后，即可取用。

〈功能主治〉解毒，杀虫，止痒。用于疥疮。

〈用法用量〉外用：使用前，先以温水洗浴全身，然后用棉球或毛笔蘸药液涂搽患处，重处多涂。每日涂搽1~2次。

❗ 注意事项：用药期间，应勤换勤洗，勤晒衣被。忌用肥皂及碱性药物。

〈处方来源〉《湖北中医杂志》

灭疥酒

〈处　　方〉硫黄50g • 雄黄6g • 轻粉3g • 樟脑1g • 白酒500ml

〈制　　法〉将上药共研成极细末，与白酒置入容器中摇匀后即可使用。

〈功能主治〉灭疥止痒。用于疥疮。

〈用法用量〉外用：每晚临睡前用消毒棉花蘸酒涂搽患处，连续用20日。

❗ 注意事项：本酒有毒，仅供外用，切勿入口。孕妇忌用。

〈处方来源〉《广西中医药》

百鲜酒

〈处　　方〉百部50g • 白鲜皮50g • 75%乙醇250ml

〈制　　法〉上药切片，加酒精浸泡1星期。

〈功能主治〉清热化湿。治疗疥疮。

〈用法用量〉外用：用周林频谱治疗仪，调至离皮肤25～35cm距离处，以皮肤能耐受热度为宜，照射40分钟，同时将药酒均匀涂抹在患处，反复多次，1星期为1疗程。

〈处方来源〉《中国民间疗法》1998，（1）：30

苦白酒

〈处　　方〉苦参10g • 白鲜皮10g • 百部30g • 川楝子10g • 萹蓄10g • 蛇床子10g • 石榴皮10g • 藜芦10g • 皂角刺20g • 羊蹄根（土大黄）20g • 白酒1L

〈制　　法〉将上药切片，浸于白酒内，7天后启用。

〈功能主治〉燥湿，杀虫。用于疥疮。

〈用法用量〉外用：每晚临睡前用纱布块蘸此药酒搽全身皮肤，每日1次，连用7～10日。

〈处方来源〉《四川中医》1986，（7）：56

〈附　　记〉用本方治2例患者，均在7～10日痊愈。

苦参酒Ⅲ

〈处　　方〉苦参100g • 露蜂房15g • 刺猬皮（酥炙）1具 • 酒曲150g • 糯米1.5kg

〈制　　法〉将前3味共研粗末，用水2.5L，煎至500ml，去渣，取汁浸曲，糯米蒸饭，待温，入曲汁拌和，置容器中，保温，如常法酿酒。待酒熟后压去糟，收贮备用。

〈功能主治〉清热解毒，祛湿止痒。用于疥疮、周身瘙痒，阴痒带下、身发癞疮。

〈用法用量〉口服：每次食前温服10ml，日服2次。

〈处方来源〉明·《证治准绳》

黄白酒

〈处　　　方〉黄柏50g • 猪月臣200g • 白酒1L

〈制　　　法〉上药生用，酒浸。

〈功能主治〉清热燥湿。用于治疗疮及肌肤不泽。

〈用法用量〉口服：每次服10～20ml，日服2次。

〈处方来源〉清·《寿世青编》

〈附　　　记〉月臣：与胰同。《类篇》月臣，亦作胰。一味猪月臣浸
酒，令妇人多乳，催乳更妙。

剪刀草酒

〈处　　　方〉剪刀草（又名梨头草）100g • 白酒1L

〈制　　　法〉将上药洗净、晾干、切碎，置容器中，加入白酒，密封，
浸泡5～7天后，过滤去渣，即成。

〈功能主治〉解毒止痒。用于虫疮疥癣。

〈用法用量〉口服：每次服10～15ml，日服2次。

〈处方来源〉《民间百病良方》

第五节
麻风用药酒

牛膝乌头酒

〈处　　　方〉牛膝20g • 石楠20g • 乌头（去皮）20g • 天雄（去皮）
20g • 茵陈20g • 细辛5g • 白酒1L

〈制　　　法〉上6味切细，用白酒渍之，春秋浸5日，夏浸3日，冬浸
7日。

〈功能主治〉祛风，温经，通络。用于主多种风著人头、面肿痒、眉发
陨落、手脚拘急不得行步、梦与鬼神交通，或心烦恐怖、
百脉自惊、转加羸瘦等，及治风癫宿澼。

〈用法用量〉口服：每次服30～40ml，服之即吐下，强人每日3次，老
人、小孩每日1次，不知稍加。

> **❗ 注意事项**：禁房事及猪肉等。

> 处方来源　唐·《千金要方》

白癜酒用药酒

〔处　　方〕苦参250g • 露蜂房（炙）250g • 刺猬皮（炙，剉）一具 • 酒曲100g

〔制　　法〕上4味药细切，以水三斗五升，同药渍四宿，去渣，煮米二斗，如常法酿酒。

〔功能主治〕解毒，燥湿。用于白癜。

〔用法用量〕口服：饭后服，每次30～50ml，逐渐增加剂量，以知为度。

> 处方来源　唐·《外台秘要》

苦参消石酒

〔处　　方〕苦参250g • 消石200g • 清酒5L

〔制　　法〕先用清酒放入消石浸二七日或三七日，然后与苦参一同放入酒瓮中盛，浸三七日。

〔功能主治〕燥湿，祛毒。用于疠风、赤白二风。

〔用法用量〕口服：空腹缓缓饮服，1日3次，初七日中1次服如半鸡蛋大小，7日后可饮1L，任情饮服，多则为喜，患去则速，但勿使醉吐。

> **❗ 注意事项**：忌房事、暴怒、大热食，禁黏食五辛生冷、大醋酪、白酒、猪鱼鸡犬驴马牛羊等肉。

> 处方来源　明·《证治准绳》

〔附　　记〕疠风：即麻风病。赤白二风：为病名，见《保婴撮要》卷十二，风热之邪滞于血分则发赤色，名赤游风，滞于气分则发白色，名白游风。症状常突然发作、游走不定、皮肤光亮、浮肿、形如云片、触之坚定、自觉灼热麻木及微痒，多发于口唇、眼睑、耳垂或胸腹后背等处。

苦参蜂房酒

〔处　　方〕苦参500g • 露蜂房（炙）250g • 酒曲适量

〔制　　法〕上2味切细，以水三斗，法曲二斤，和药同浸，经二宿，绞去滓，煮黍米二斗，按常法酿酒，候熟压取酒。

〔功能主治〕解毒、燥湿。用于白癞。

〔用法用量〕口服：饭后服，每次30ml，每日3次，逐渐加至100ml，以瘥为度。

〔处方来源〕唐·《外台秘要》

〔附　　记〕白癞：病名。初起皮色逐渐变白、四肢顽麻、肢节发热、手足无力、患部肌肉针刺样疼痛、声音嘶哑、两眼视物不清。为麻风病的一种类型，相当于结核型麻风。

松脂酝酒

〔处　　方〕松脂（太山川谷者六月采）二斗五升 • 黍米二斗五升 • 细曲十五斤半 • 糯米五斗

〔制　　法〕上4味，以水一石，煎松脂浮上，掠取入冷水中，即减入汤，如此四五度，每五度煮，即须换汤，曝干捣研作粉，汤一斗一升二合半，用炼松脂初酝法，用水四斗浸曲，曲发黍米一斗五升，以松脂粉拌饭，一如常酝法，相次成料，每曲随常酝法，入更炊。一斗黍米，拌松粉下第一料，又相次更炊糯米三斗，入松粉和，答酘又相次更炊糯米二斗，同松粉拌和匀，取其松脂粉，并须和饭用尽，每一斗米入松脂粉一升五合相拌，入酘后压去渣取清酒。

〔功能主治〕治大风癞、皮肤瘙痒、搔之落如麸皮；宜安脏腑、去胃中伏热、解咽干舌涩、除风痹虚羸；治眉须堕落，久服轻身延年不老。

〔用法用量〕口服：每服五合，细饮，日夜可四五服，渐渐加至一升，温任性饮之，常令醺醺，酒势相接。

〔处方来源〕宋·《圣济总录》，明·《普济方》

〔附　　记〕又有一方加杏仁五升，去皮及双仁者，随料均分，汤退去皮，捣破研如膏入之佳。

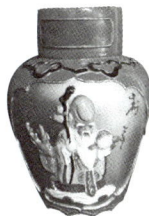

商陆酒 II

〔处　　方〕商陆根（削去皮，剉）13kg • 酒曲8kg • 黍米100kg

〔制　　法〕上药用水150kg，煮取80kg，去渣浸细曲8kg，炊黍米100kg，酝如常法，酒熟即可。

〔功能主治〕用于治癞大风，眉须坠落，筋脉拘急，肢节缓弱，手足痹及风水水肿，癥癖，酒癖。

〔用法用量〕口服：每次温服30ml至50ml合，白日二次，夜一次。

> ❗ 注意事项：忌大肉。宜食鹿肉羹。

〔处方来源〕宋·《圣济总录》

露蜂房酒 I

〔处　　方〕露蜂房250g • 苦参2kg • 酒曲2.25kg

〔制　　法〕上2味剉细，用水15kg，煮取8kg，去渣浸曲2kg，炊黍米10kg，如常酿酒。

〔功能主治〕解毒，燥湿。用于乌癞。

〔用法用量〕口服：饭后服，每次服30ml，日服3次，逐渐加至100ml，以瘥为度。

〔处方来源〕宋·《圣济总录》

〔附　　记〕乌癞：病名，表现为皮肤黑，类似瘾疹，有蚁走感，重时手足顽麻，刺之不痛，为麻风病的一种类型，相当于瘤型麻风。

第六节
牛皮癣（银屑病）用药酒

马钱二黄酊

〔处　　方〕细辛15g • 马钱子（生用不去毛）15g • 制草乌15g • 硫黄15g • 雄黄30g • 白矾30g • 冰片15g • 75%医用乙醇500ml

〔制　　法〕将前7味共研细末，置容器中，加入75%乙醇，密封，时时摇动，浸泡1周后，去渣，备用。

〔功能主治〕解毒杀虫，祛湿止痒。用于各种牛皮癣、顽癣、久治不愈之症。

〔用法用量〕外用：取此药酒涂搽患处，每日涂搽1~2次，以愈为度。

处方来源　《龚志贤临床经验集》

五毒酒

〔处　　方〕斑蝥6g • 红娘6g • 樟脑6g • 全蝎6条 • 蜈蚣6条 • 白酒500ml

〔制　　法〕5药混合用60%乙醇或白酒浸泡，以浸淹为量，两星期后取浸液，密存备用。

〔功能主治〕祛风止痒，解毒通络。用于神经性皮炎、干癣。

〔用法用量〕外用：保护好周围健康皮肤，每日2~3次，用小棉签或毛刷浸蘸药液涂搽于受损之皮肤，用药24小时后局部可出现水泡，未发水泡者可继续用药。

> ❗ 注意事项：①涂药时要保护好周围健康皮肤，不慎流上随即擦去。②避免搔抓，防止感染，炎性渗出较多时可涂紫药水。③皮损范围大或多处者，可分数次治疗，一般一次不超过三处。④有溃疡、糜烂、感染、渗出者不宜用本法。⑤本药有毒，不可内服。⑥药液应密闭存放，存放过久或浓度过低时影响疗效。

处方来源　《陕西中医》1985，6（8）：366

五蛇酒

〔处　　方〕蕲蛇25g • 金环蛇25g • 银环蛇25g • 乌梢蛇100g • 眼镜蛇50g • 木防己50g • 七叶莲50g • 鸡血藤50g • 豨莶草50g • 钻地风50g • 闹羊花120g • 石楠藤25g • 白酒6L

〔制　　法〕将前12味洗净，晾干，切碎，置容器中，加入白酒，密封，浸泡30天后，过滤去渣，即成。

〔功能主治〕祛风止痒，解毒通络。用于银屑病。

〈用法用量〉口服：每次服15ml，日服2~3次。

外用：用药用棉签蘸药酒少许敷于最严重处，用纸覆盖，绷带固定。每日换药2~3次。用药3~5个晚上见局部明显转色，不起白屑。

〈处方来源〉《中草药制剂汇编》

牛皮癣酒

〈处　方〉白及50g · 土槿皮50g · 槟榔50g · 百部50g · 川椒50g · 大枫子仁25g · 斑蝥（去翅和足）10g · 水杨酸10g · 苯甲酸10g · 白酒1.5L

〈制　法〉将前5味捣碎，置渗滤器中，另将斑蝥研细与大枫子仁混合，捣成泥状，置渗滤器最上层，上加特制的木孔板，然后加入白酒（高出药面），加盖，浸泡7天，按渗滤法进行渗滤，收集渗滤液和压榨液，最后按比例加入5％水杨酸和10％苯甲酸，搅拌溶解，过滤即成。

〈功能主治〉软坚散结，杀虫止痒。用于牛皮癣、神经性皮炎、手足癣等。

〈用法用量〉外用：取此药酒涂搽患处，每日1~2次。

❗ 注意事项：急性期忌用。

〈处方来源〉《药酒汇编》

牛皮癣药水

〈处　方〉川槿皮180g · 大枫子150g · 蛇床子120g · 海桐皮120g · 白鲜皮120g · 苦参90 · 樟脑30g · 水杨酸15g · 白灵药10g · 75％乙醇4L

〈制　法〉将前9味捣碎，置容器中，加入75％乙醇，密封，浸15天后，过滤去渣，即成。

〈功能主治〉杀虫止痒，祛风除湿。用于银屑病。

〈用法用量〉外用：取此药酒涂搽患处，每日数次。

〈处方来源〉河南中医学院方

皮癣水

〔处　方〕土槿皮600g•紫荆皮300g•苦参300g•苦楝根皮150g•地榆150g•千金子150粒•斑蝥100只（布包）•蜈蚣3条•樟脑310g•75%乙醇5L

〔制　法〕将前5味打碎成粗粒，置大瓶内，加入75%乙醇，再将斑蝥、千金子、蜈蚣等加入，密封，浸泡1~2周，滤去药渣，加入樟脑、溶化，贮瓶备用。

〔功能主治〕凉血祛风湿，杀虫止痒。用于银屑病、体癣、神经性皮炎、股癣等。

〔用法用量〕外用：取此药酒涂搽患处，每日涂搽1次。

（处方来源）《朱仁康临床经验集》

四虎二黄酒

〔处　方〕丁香12g•花椒12g•制半夏12g•制南星12g•制马钱子12g•制白附子12g•黄连8g•雄黄8g•五倍子20g•斑蝥20g•白酒1L

〔制　法〕将前10味共研为粗末，置容器中，加入白酒，密封，浸泡1周后，即可取用。

〔功能主治〕解毒杀虫，祛风止痒。用于银屑病、神经性皮炎。

〔用法用量〕外用：用时以棉签蘸药酒反复涂搽患处，直至患处皮肤有发热和痛痒时为止，每日1次。

❗ 注意事项：本品有毒，切忌内服。

（处方来源）《辽宁中医杂志》

何首乌酒Ⅰ

〔处　方〕何首乌30g•松针30g•五加皮30g•当归身20g•穿山甲20g•生地20g•熟地20g•蛤蟆20g•侧柏叶15g•制川乌5g•制草乌5g•黄酒2L

〔制　法〕将前11味共研细粉或切片，入布袋，置玻璃瓶中，加入黄酒，密封，浸泡7天后，过滤去渣，即成。

〔功能主治〕活血滋阴，祛风解毒。用于牛皮癣。

〔用法用量〕口服：每次空腹温服30～50ml，日服3次，或随时随量温饮之。

〔处方来源〕《中医临症备要》

复方洋金花外用搽剂

〔处　　方〕洋金花25g • 紫草25g • 石膏25g • 土槿皮25g • 苦参25g • 黄芩25g • 木槿皮25g • 防己25g • 白鲜皮25g • 丹参25g • 青黛25g • 半枝莲25g • 狼毒15g • 黄连15g • 僵蚕10g • 天麻10g • 野菊花10g • 蜈蚣2条 • 全蝎5g • 蟾酥2g • 冰片10g • 60%～75%乙醇2L

〔制　　法〕将前20味分别研为粗末或切片，混合，置容器中，加入60%～70%乙醇（高出药面2～3cm），浸泡3～7天，然后将药渣取出，用纱布过滤。加入蒸馏水，将酒精的浓度调整为20%，最后再加入冰片10g，溶解后，静置澄清，滤过，分装备用。

〔功能主治〕杀虫止痒，凉血疏风，通经活络，软化皮肤，扩张血管，改进皮肤血液循环。用于银屑病、神经性皮炎、湿疹、瘙痒症、外阴白斑、手足癣、疥疮等。

〔用法用量〕外用：取此药酒涂搽患处，每日涂搽2～3次

〔处方来源〕《中国当代中医名人志》

〔附　　记〕本品为外用药，切忌口服，外用也不能全身一起涂抹，要分成不同部位外用。避免过量皮肤吸收后而引起兴奋。用于小儿，酒精的浓度为10%，因小儿皮肤细嫩，酒精的浓度不宜过大，每日皮肤外用2次，不可过频。

斑蝥青皮酒

〔处　　方〕斑蝥30个 • 青皮6g • 白酒250ml

〔制　　法〕上药共入瓶内浸2～7日。

〔功能主治〕杀虫，行气，止痒。用于牛皮癣。

〔用法用量〕外用：以棉签蘸取此酒，反复搽癣上，直至患者感到发热及痛痒并起白疱时，然后刺破白疱，用清洁水洗去脱皮，

如不易脱去，可再搽药酒二三次，皮脱乃愈。

处方来源 《四川中医》1984，（4）：封三

斑蝥酊 I

〈处　方〉槟榔25g • 紫荆皮100g • 樟脑
　　　　20g • 百部120g • 斑蝥
　　　　12g • 60%乙醇1L

〈制　法〉将前5味，除樟脑外，共研为
　　　　粗粉，置容器中，加入60%
　　　　乙醇，密封，浸泡1周，过滤
　　　　去渣，加樟脑，溶解后，再添
　　　　加60%乙醇至8L。摇匀即得。

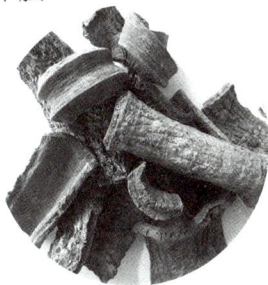

〈功能主治〉杀虫止痒。用于牛皮癣。

〈用法用量〉外用：取此药酒涂搽患部，每日1～2次。

处方来源 《中药制剂汇编》

喜树酊

〈处　方〉喜树根皮（或喜树果）粗粉100g • 二甲亚砜200g • 95%
　　　　乙醇800ml

〈制　法〉将前2味置容器中，加入95%乙醇，密封，浸泡3天后，即
　　　　可取用。

〈功能主治〉清热杀虫。用于银屑病。

〈用法用量〉外用：取此药酒涂搽患处，每日涂搽2～3次。

处方来源 《中药制剂汇编》

癣药酒

〈处　方〉百部18g • 槟榔尖18g • 白及18g • 土槿皮18g • 白芷
　　　　18g • 斑蝥（去头、足，与大米同炒）9g • 樟脑9g • 土大
　　　　黄30g • 高粱酒500ml

〈制　法〉将前8味共为粗末，置容器中，加入高粱酒，密封，浸泡1

周，过滤去渣，贮瓶备用。

〈功能主治〉杀虫止痒。用于牛皮癣、头癣等。

〈用法用量〉外用：取此药酒涂搽患处，每日涂1次。

> ⚠ 注意事项：正常皮肤和破损区皮肤不可涂搽此药酒。

〈处方来源〉《张赞臣临床经验选编》

第七节
皮肤瘙痒症用药酒

地龙藤酒

〈处　　方〉地龙藤50g • 白酒250ml

〈制　　法〉上药酒浸7天后服用。

〈功能主治〉凉血，止痒。用于治风邪袭击、血虚生风、腹内及腰脚寒冷、食欲不振、肌肤瘙痒。

〈用法用量〉口服：每次服20ml，日服1~2次。

〈处方来源〉明·《普济方》

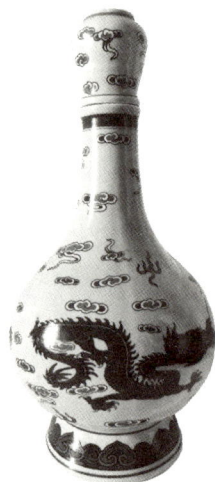

百部酊Ⅰ

〈处　　方〉百部 180g • 75％医用乙醇360ml

〈制　　法〉将上药置容器中，加入75％乙醇，密封，浸泡1周，过滤取汁即得。

〈功能主治〉杀虫止痒。用于皮肤瘙痒症、虱病、阴痒等。

〈用法用量〉外用：涂搽患部，每日涂3次。

〈处方来源〉《北京中医学院东直门医院协定处方》

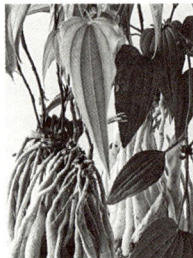

枳壳秦艽酒Ⅰ

〈处　　方〉枳壳（麸炒微黄，去瓤）60g • 秦艽（去苗）50g • 独
活50g • 肉苁蓉50g • 丹参60g • 蒴藋60g • 松叶（切）
100g • 白酒4L

〈制　　法〉上药细剉，用生绢袋盛，以清酒浸五七宿。

〈功能主治〉祛风，养血，止痒。用于风证瘙痒、皮中如虫行之状。

〈用法用量〉口服：不计时候，每次温饮一小盏。

〔处方来源〕宋·《圣济总录》，宋·《太平圣惠方》

枳实独活酒

〈处　　方〉枳实15g • 独活20g • 苁蓉20g • 黄芪20g • 秦艽20g • 丹
参25g • 蒴藋25g • 松叶50g • 白酒1.5L

〈制　　法〉上8味切细，以酒浸6天后即可。

〈功能主治〉益气，养血，祛风，止痒。用于治瘙痒皮中风虚。

〈用法用量〉口服：每次服50ml，每日2次，逐渐增加剂量。

〔处方来源〕唐·《千金要方》

枳实酒

〈处　　方〉枳实 200g • 白酒1L

〈制　　法〉将上药研成细末，备用。

〈功能主治〉理气，散寒，止痒。用于遍身白疹、瘙痒不止。

〈用法用量〉口服：每取药末6～10g，用白酒15～20ml泡少时，去渣，饮
酒，或连渣服之。同时用枳实15g，煎水洗患处，日用2次。

〔处方来源〕元·《世医得效方》

活血止痒酒

〈处　　方〉何首乌30g • 丹参30g • 蝉蜕15g • 防风10g • 黄酒800ml

〈制　　法〉上药切片用黄酒煎至减半，去渣，备用。

〈功能主治〉养血，祛风，止痒。用于皮肤瘙痒症（血虚型）。

〈用法用量〉口服：每日1剂，分2次服之。

〔处方来源〕《中国药酒配方大全》

破石珠酒剂

〔处　　方〕鲜破石珠1kg • 三花酒2.5L

〔制　　法〕上药与酒共浸15日后即可使用。

〔功能主治〕清热祛湿，解毒消肿。用于治疗皮肤瘙痒。

〔用法用量〕外用：用时取消毒棉签或棉球蘸药液在皮肤瘙痒处涂搽，至皮肤微热为度，数分钟后再重复1次。若瘙痒顽固者连用3~5日。

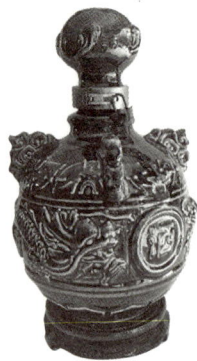

〖处方来源〗《广西中医药》1995，（5）：6

雄黄百片酒

〔处　　方〕雄黄6g • 敌百虫25片 • 冰片4g • 白酒500ml

〔制　　法〕将上3味药共为细末，混合后备用。用时把散剂溶于白酒中浸泡4小时后即成。

〔功能主治〕止痒。用于治疗皮肤瘙痒症。

〔用法用量〕外用：每日涂搽2次，早、晚各1次。

〖处方来源〗《中医外治杂志》1997，（4）：55

蝉蜕鲜皮酒

〔处　　方〕蝉蜕30g • 白鲜皮30g • 蛇床子30g • 百部30g • 白酒（或75%乙醇）500ml

〔制　　法〕将前4味捣碎，置容器中，加入白酒，密封，时时摇动，浸泡7天后，即可取用。

〔功能主治〕祛风，杀虫，止痒。用于皮肤、阴部、肛门、腋窝瘙痒症。

〔用法用量〕外用：涂搽患处，每日数次。

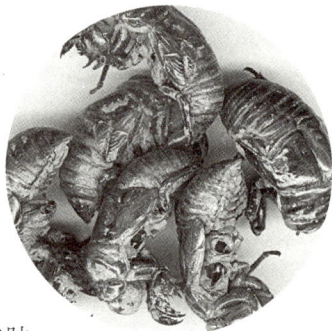

〖处方来源〗《中国药酒配方大全》

第八节
神经性皮炎用药酒

土槿酊

〔处　方〕土槿皮200g•升汞2g•苯甲酸120ml•甘油200ml•水杨酸60ml•95％乙醇1L

〔制　法〕将土槿皮碎为粗粉，置容器中，加入95％乙醇80ml，浸渍3天，滤取浸出液，残渣用力压榨，使残液尽可能压出，合并滤液，静置过夜，滤液备用；再将苯甲酸、水杨酸、升汞分别加入上述土槿皮浸出液中溶解之，加入甘油与上述混合，最后添至1L即得。

〔功能主治〕抑菌消炎，解毒利湿。用于神经性皮炎。

〔用法用量〕外用：取药配涂搽患处，每日1~2次。

> ❗ **注意事项：本品有毒，切勿口服。**

〔处方来源〕《中药制剂汇编》

外搽药酒方Ⅰ

〔处　方〕斑蝥10个•雄黄15g•硫黄15g•白及15g•轻粉6g•75％医用乙醇200ml

〔制　法〕将前5味共研细末或切薄片，置容器中，加入75％乙醇，密封，浸泡7天后即可取用。

〔功能主治〕解毒祛风，杀虫止痒。用于神经性皮炎。

〔用法用量〕外用：每取此药酒涂搽患处，每日3~4次。

〔处方来源〕《王渭川临床经验选》

皮炎灵

〔处　方〕五虎丹3g•柳酸12g•樟脑6g•甘油40ml•25％医用乙醇60ml

〔制　法〕将前4味分别投入25％乙醇中，拌匀至完全溶解后，分装入20ml玻璃瓶内，备用。

〔功能主治〕消炎，解毒，止痒。用于神经性皮炎。

〔用法用量〕外用：取此配涂搽患处，每日1次。

处方来源　《湖南中医学院学报》（增刊）

红花酊I

〔处　　方〕川红花10g • 冰片10g • 樟脑10g • 白酒（或50%乙醇）500ml

〔制　　法〕将前3味药物置容器中，加入白酒，密封，浸泡7日后备用。

〔功能主治〕活血，除湿，止痒。用于神经性皮炎、皮肤瘙痒症、慢性皮炎、湿疹、结节性痒疹、酒渣鼻等。

〔用法用量〕外用：每取此药酒涂搽患处，每日3~4次。

❗ 注意事项：治疗期间禁止饮酒、嗜烟，生活起居要有规律。皮损流水者忌用。

处方来源　《浙江中医杂志》

苦参酊I

〔处　　方〕苦参30g • 徐长卿30g • 白降丹0.5g • 麝香0.2g • 95%乙醇130ml

〔制　　法〕先将前2味切片，加适量清水，煎2次，取二汁混合，再浓缩至20~25ml，待凉后加入95%乙醇中，静置48小时后，滤出药液，贮入瓶中，再加白降丹、麝香拌匀溶化即得。

〔功能主治〕祛风清热，解毒止痒，活血散瘀，抗菌消炎。用于神经性皮炎。

〔用法用量〕外用：用毛笔或棉签蘸药液涂搽患处，每日涂搽2~3次。

处方来源　《河南中医》

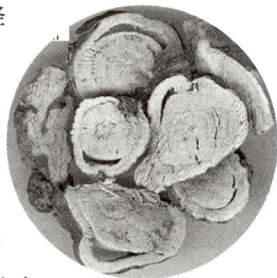

神经性皮炎药水

〈处　　方〉羊蹄根100g • 制草乌100g • 生天南星100g • 生半夏100g • 制川乌100g • 蟾酥80g • 闹羊花80g • 荜茇80g • 细辛50g • 土槿皮酊320ml • 50％乙醇适量

〈制　　法〉将前10味各研为粗末或切薄片，过20目筛，各取净粉和匀。先将土槿皮配加水调整至含醇量为50％，与上述混合药粉搅匀，湿润，加入50％乙醇浸渍48小时后，按渗漉法以每分钟3ml速度进行渗漉，收集渗漉液3.2L，过滤即得。

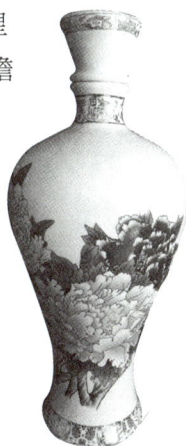

〈功能主治〉祛风，止痒，杀菌。用于神经性皮炎、顽癣、厚皮癣、牛皮癣及各种癣疮。

〈用法用量〉外用：每取此药水涂搽患处，每日2～3次。

〔处方来源〕 《中药制剂汇编》

〈附　　记〉①本方专供外用，切勿入口，尽量避免涂在皮肤破损处。②阴部及肛门周围不宜涂用。③土槿皮酊制法：将土槿皮研成细粉，用85％乙醇进行渗漉（每分钟3ml，每100g），土槿皮制成320ml，即得。

神经性皮炎药酊

〈处　　方〉羊蹄根120g • 白鲜皮30g • 土槿皮30g • 枯矾30g • 斑蝥（去头足）12g • 75％医用乙醇600ml

〈制　　法〉将前5味捣为粗末，置容器中，加入75％乙醇，密封，浸泡7天后，过滤去渣，每瓶60ml分装。

〈功能主治〉燥湿，杀虫，止痒。用于神经性皮炎、癣疮、慢性湿疹等。

〈用法用量〉外用：每取药酊涂搽患处，每日2～3次。

⚠ 注意事项：有炎症者禁用。

〔处方来源〕 《北京中医学院东直门医院协定处方》

复方蛇床子酒

〔处　方〕蛇床子50g・苦参50g・明矾25g・防风25g・白鲜皮25g・白酒1L

〔制　法〕将前5味捣为粗末或切薄片，置容器中，加入白酒，密封，每日搅拌1次，7天后改为每周1次，浸泡30天后，取上清液，再将残渣压榨，压出液过滤与上清液合并，静置澄清，过滤，即得（本品当棕红色液体）。

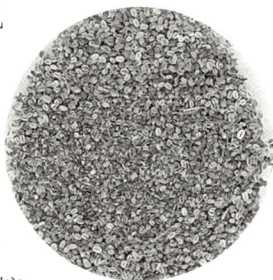

〔功能主治〕祛湿止痒。用于神经性皮炎、皮肤瘙痒、慢性湿疹、扁平疣、汗疱疹等。

〔用法用量〕外用：取此酒涂搽患处，每日2～3次。

〖处方来源〗　《中药制剂汇编》

复方斑蝥酊

〔处　方〕斑蝥6g・冰片6g・花椒12g・徐长卿15g・大蒜头（去皮）2个・45%医用乙醇500ml

〔制　法〕将前5味捣碎，置容器中，加入45%乙醇，密封，浸泡7天后，过滤去渣，即成。

〔功能主治〕凉血解毒，麻醉止痒。用于神经性皮炎。

〔用法用量〕外用：每取此药配涂搽患处，每日2～3次。

〖处方来源〗　《湖北卫生》

〔附　记〕如出现小水泡则暂停使用，并涂以龙胆紫溶液或炉甘石洗剂，消失后再继续使用。

顽癣药酒方

〔处　方〕川槿皮6g・海桐皮6g・槟榔6g・冰片6g・苦参6g・川黄柏6g・白及6g・雷丸6g・大枫子5g・杏仁 5g・木鳖子10g・白酒200ml

〔制　法〕将前11味捣碎或切薄片，置容器中，加入白酒，密封，浸泡7天后即可取用。

〈功能主治〉清热燥湿，杀虫止痒。用于各种顽癣。

〈用法用量〉外用：先用穿山甲将癣刮破，再以药酒涂搽患处。每日1~2次。

处方来源　《绵阳地区老中医经验选编》

斑蝥酊Ⅱ

〈处　　方〉斑蝥8g • 肉桂8g • 细辛8g • 白芷8g • 二甲基亚砜50ml • 白酒500ml

〈制　　法〉将前4味共研粉末，置容器中，加入白酒和二甲基亚砜，密封，浸泡2天后即可取用。

〈功能主治〉破血散结，攻毒止痒。用于顽癣、神经性皮炎等。

〈用法用量〉外用：取此酒涂搽患处，每日2~3次。

处方来源　《药酒汇编》

斑蝥酊Ⅲ

〈处　　方〉斑蝥20g • 生半夏12g • 生南星12g • 土槿皮12g • 白酒300ml

〈制　　法〉先用200ml白酒浸泡诸药10日，然后再加入余下的100ml白酒即成。

〈功能主治〉祛风止痒。用于神经性皮炎。

〈用法用量〉外用：取浸液涂搽患处，日搽4~6次。

❗ 注意事项：本品有毒，勿入口。勿搽糜烂皮肤；有水泡时，可刺破，搽紫药水。

处方来源　《虫类药的应用》

斑蝥酒

〈处　　方〉斑蝥20g • 65°白酒100ml

〈制　　法〉浸泡7日，取上清液备用。

〈功能主治〉祛风，活血，止痒。用于神经性皮炎。

〈用法用量〉外用：轻涂患处，每日1~2次。

处方来源 《浙江中医杂志》1982，（11，12）：559

〈附　　记〉斑蝥酒有良好的止痒作用，可阻断瘙痒引起的恶性循环，使已紊乱的大脑皮质功能得到调整，并消除因瘙痒对皮肤的刺激；同时斑蝥酒的活血作用，可加速局部血循环，促进新陈代谢，从而改善局部营养，使苔藓化的病理组织吸收消退。

第九节
烧烫伤用药酒

大黄槐角酊

〈处　　方〉大黄20g • 槐角20g • 80%医用乙醇100ml

〈制　　法〉将前2味共研细末，以80%乙醇（应高出药层2~3cm）浸泡48小时后，过滤即可。

〈功能主治〉收敛消炎，活血生肌。用于烧伤。

〈用法用量〉外用：创面先以0.01%新洁尔灭液消毒，清除创面（如已涂油质物质，应先以汽油拭除），剪破水泡，排出渗液，浅度创面泡皮可不除，如深Ⅱ度或浅Ⅱ度泡皮已移动污染者，则应剪除泡皮，并拭创面，依具体情况分别选用下列方法：①暴露疗法：适用于不易包扎的部位（如面、颈、会阴等处）烧伤。将配剂以无菌棉签抹于（或将配剂以80%乙醇稍加稀释后以喷雾器喷于）创面上。最初1~2日，每日3~4次，1~2日后，改为每日1~2次，如有渗出分泌物，以无菌干棉签拭干再抹（或喷药）。不包扎。②半暴露疗法：适用于深Ⅱ度或已感染的浅Ⅱ度创面。即将单层浸有药剂的纱布，剪成与创面等大，贴于创面上，并压迫半分钟，让其半暴露。③包扎疗法：适用于无暴露条件的和门诊患者。

处方来源 《中药制剂汇编》

鸡蛋清外涂酒

〈处　　方〉鸡蛋清3枚 • 白酒10ml

〈制　　法〉将鸡蛋清放置瓷杯中，加入白酒，搅匀，置温水中炖至半熟，搅如糊状，候冷，即成。

〈功能主治〉消肿止痛。用于烧伤、烫伤轻症。

〈用法用量〉外用：涂搽创面上，日涂数次。

处方来源　《民间百病良方》

复方儿茶酊

〈处　　方〉儿茶100g • 黄芩100g • 黄柏100g • 冰片50g • 80%乙醇1L

〈制　　法〉将前3味研细，与冰片一起置容器中，加入80%乙醇，密封，浸泡3日后，过滤去渣，取汁，贮瓶备用。

〈功能主治〉清热解毒，收敛止痛。用于烧伤。

〈用法用量〉外用：先用0.1%新洁尔灭液清洗创面，并去除水泡，污皮及污物，继用消毒生理盐水冲洗干净，然后以消毒纱布拭干创面水分，铺垫消毒液被单。此时创面外涂以1%达克罗宁液（总量不超过1g）以减疼痛，2～3分钟后，喷酒或外涂此药酒（液），以制痂。早期，每隔2～4小时喷涂药液1次，并用灯泡或电吹风将创面烤之，以促进药痂的形成。待成痂牢固后，每日喷涂药液1～2次。

处方来源　《百病中医熏洗熨擦疗法》

〈附　　记〉为避免创面长期受压，在治疗期间应经常翻身，一般2～3小时1次。对痂下有感染或积液者，需随时清创引流，反复涂药以定痂。

复方五加皮酊

〈处　　方〉五加皮150g • 紫草90g • 薄荷脑90g • 冰片30g • 80%乙醇8L

〈制　　法〉将前2味研碎，置容器中，加入80%乙醇，密封，浸泡24～48小时后，过滤去渣。滤液中加入冰片、薄荷脑，溶解后滤过，搅匀，即可。

〔功能主治〕活血抗感染。用于Ⅰ、Ⅱ度烫伤或烧伤。

〔用法用量〕外用：先清洁创面，再取药液喷于创面上，每次可喷数1～10余下，每日4～5次。

〈处方来源〉 《中药制剂汇编》

烧伤酊

〔处　　方〕①酸枣树皮粗末300g•80%乙醇1L
②榆树皮粉500g•黄柏粉200g•80%乙醇1.5L
③酸枣树粉400g•地榆粉300g•防风粉300g•甘草粉100g

〔制　　法〕方1制法：将上药置容器中，加入80%乙醇1L，搅拌后密封，浸泡48小时后，过滤，滤液密封保存；药渣再加入80%乙醇500ml，密封，浸泡24小时，过滤，尽量压榨药渣之中药液，合并两次滤液，使成1L，分装即可。
方2制法：将药粉置容器中，加入80%乙醇适量，搅拌后密封，浸泡48小时，过滤，滤液密闭保存；药渣再加入80%乙醇，密封，浸泡24小时过滤，尽量压出药渣之中药液，合并两次滤液，使成1L，分装即可。
方3制法：共研极细末，过110目筛，混匀，分装成小瓶，高压灭菌即可。

〔功能主治〕收敛消炎，止痛。用于烧烫伤、烧伤感染疮面、烧伤。

〔用法用量〕外用：创面先以1%呋喃西林湿敷，待疮面晾干后再上药。凡烧伤，先撒布药粉，然后无感染的疮面喷①药液，有感染的疮面喷②药液，每日喷2～3次。

〈处方来源〉 《北京市中草药制剂选编》

喜榆酊

〔处　　方〕一见喜400g•榆树皮300g•地榆300g•冰片50g•80%乙醇3L

〔制　　法〕将前3味晒干，分别研成细末，称准，混匀，置容器中，加入80％乙醇（使其浸透药粉后高出药层3～5cm即可），密封，浸泡48小时至1周后，过滤去渣，并加入冰片少许，溶化即可。

〔功能主治〕消炎，收敛，止痛。用于烧烫伤。

〔用法用量〕外用：将药液喷于纱布上贴于创面上，每4～6小时喷药液1次。

〔处方来源〕《中药制剂汇编》

第十节
湿疹用药酒

一、皮肤湿疹用药酒

白鲜皮酒

〔处　　方〕白鲜皮150g • 白酒1L

〔制　　法〕将上药洗净，切碎，置容器中，加入白酒，密封，浸泡3～5日后，过滤去渣，即成。

〔功能主治〕清热解毒，祛风化湿。用于湿疹、疥癣、老年慢性支气管炎等。

〔用法用量〕口服：每次服10ml，日服3次。皮肤病还可用此药酒，涂搽患处，每日涂搽2～3次。

〔处方来源〕《民间百病良方》

苦参白酒

〔处　　方〕苦参60g • 白酒或45％乙醇500ml

〔制　　法〕苦参捣成粗末，加白酒或（45％乙醇）500ml密封浸泡1星期成糊状备用。

〔功能主治〕清热燥湿，祛风止痒。主治湿疹。

〔用法用量〕湿疹患处若有糜烂、结痂者，先用双氧水棉球反复擦洗干净，然后涂敷药糊，再用浸过药液的纱布敷上做开放治疗，亦可用纱布裹之，早、晚各1次。局部痒甚者，可先用醋椒水（花椒皮20g，入香油20g于锅中炸焦后兑醋200ml，煮沸，待凉，装瓶备用）棉球反复擦洗，然后按上法治疗。

〔处方来源〕《国医论坛》1994，（1）：46

苦参百部酒

〔处　　方〕苦参50g • 百部30g • 白鲜皮30g • 雄黄10g • 白酒500ml
〔制　　法〕将前4味研为粗末，置容器中，加入白酒，密封，浸泡7～10日后即可取用。
〔功能主治〕清热燥湿，祛风杀虫止痒。用于各类湿疹。
〔用法用量〕外用：每取此药酒涂搽患处，日涂搽3次。

〔处方来源〕《药酒汇编》

茅菺菜酒

〔处　　方〕茅菺菜粉100g • 白酒500ml
〔制　　法〕将上药置容器中，加入白酒，密封，浸泡7日后，即可取用。
〔功能主治〕祛风通络，活血止痛。用于湿疹、神经性皮炎等。
〔用法用量〕外用：每取药酒涂搽患处，日涂搽1～2次。

〔处方来源〕《民间百病良方》

黄柏地肤酒

〔处　　方〕川黄柏30g • 地肤子50g • 蛇床子20g • 白酒500ml
〔制　　法〕将前3味研为粗末或切薄片，置容器中，加入白酒，密封，浸泡7～10日后即可取用。
〔功能主治〕清热燥湿，祛风止痒。用于湿疹，兼治阴囊湿疹。
〔用法用量〕外用：每取药酒涂搽患处，日涂搽3次。

〔处方来源〕《中国药酒配方大全》

蛇床苦参酒

〔处　方〕蛇床子60g • 苦参60g • 明矾30g • 防风30g • 白鲜皮30g • 白酒1L

〔制　法〕将前5味研为粗末或切薄片，置容器中，加入白酒，密封，每日搅拌1次，7日后每周搅拌1次，浸泡30日以上，取上清液，再压榨残渣，静置澄清，混合过滤，贮瓶备用。

〔功能主治〕祛风，除湿，止痒。用于慢性湿疹、神经性皮炎、皮肤瘙痒、扁平疣、汗疱疹等。

〔用法用量〕外用：取药酒涂搽患部，每日涂搽2～3次。

处方来源　《药酒汇编》

二、阴囊湿疹用药酒

土槿皮酒

〔处　方〕土槿皮150g • 白酒500ml

〔制　法〕将上药研细末，置容器中，加入白酒，密封，浸泡3～5日后即可取用。

〔功能主治〕祛风，杀虫，止痒。用于阴囊湿疹。

〔用法用量〕外用：取药酒涂搽患处，每日涂搽2～3次。

处方来源　《民间百病良方》

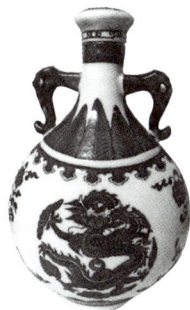

五子黄柏酒

〔处　方〕川黄柏150g • 地肤子 30g • 蛇床子30g • 苍耳子30g • 五倍子30g • 黄药子30g • 白酒1.5L

〔制　法〕将前6味共研细末，置容器中，加入白酒，密封，每日振摇1次，浸泡7～10日后即可取用。

〔功能主治〕清热燥湿，疏通血脉，消肿止痛，祛风止痒。用于阴囊湿疹及各类湿疹。

〔用法用量〕外用：取药酒涂搽患部，每日涂搽2～3次。

处方来源　《中国药酒配方大全》

丝瓜子酒

〔处　　方〕丝瓜子50g • 白酒200ml

〔制　　法〕将上药捣碎，置容器中，加入白酒，密封，浸泡10日后即可。或用白酒煎至100ml，待冷，备用。

〔功能主治〕清泻肝经湿热。用于阴囊湿疹、瘙痒难忍、破溃浸淫脂水。

〔用法用量〕口服：煎剂1次顿服，浸剂饮之微醉为度，盖被取汗。

〔处方来源〕《民间百病良方》

苦参酒Ⅳ

〔处　　方〕苦参30g • 豨莶草30g • 地肤子15g • 白鲜皮15g • 明矾9g • 白酒500ml

〔制　　法〕将前5味研为粗末或切薄片，入布袋，置容器中，密封，浸泡10日后，或隔水煎至减半，待冷，即成。

〔功能主治〕清热燥湿，祛风止痒。用于阴囊、肛门湿疹、瘙痒难忍、女阴瘙痒等症。

〔用法用量〕外用：每取此药酒涂搽患处，每日涂搽3次。

〔处方来源〕《中国药酒配方大全》

第十一节
其他癣病用药酒

一号癣药水Ⅱ

〔处　　方〕羊蹄根（土大黄）180g • 土槿皮180g • 制川乌30g • 槟榔30g • 百部30g • 海桐皮30g • 白鲜皮30g • 苦参30g • 蛇床子15g • 千金子15g • 地肤子15g • 番木鳖15g • 蛇衣15g • 大枫子15g • 蜈蚣末9g • 信石6g • 斑蝥6g • 高粱酒2.5L

〔制　　法〕将前17味捣碎，入布袋，置容器中，加入高粱酒，密封，浸泡15～30天后，过滤去渣，即成。

〔功能主治〕清热祛湿，杀虫止痒。用于体癣、股癣、神经性皮炎。

〔用法用量〕外用：取此药水涂搽患处，每日涂搽1～3次。

〔处方来源〕《朱仁康临床经验集》

二号癣药水

〔处　　方〕土槿皮1250g・千金子6g・斑蝥40只（布包）・高粱酒5L

〔制　　法〕将前辈味置容器中，加入高粱酒，密封，浸泡15～30天后，过滤去渣，取汁备用。

〔功能主治〕灭菌止痒。用于体癣、汗斑、单纯糠疹（桃花癣）。

〔用法用量〕外用：取此药水涂搽患处，每日涂搽1～2次。

〔处方来源〕《朱仁康临床经验集》

三皮酊

〔处　　方〕土槿皮600g・紫荆皮300g・苦参300g・大枫子300g・樟脑300g・苦樟根皮150g・生地榆150g・千金子50g・斑蝥20g・蜈蚣30g・75%乙醇8L

〔制　　法〕将前10味捣碎，置容器中，加入75%乙醇，密封，浸泡15天后，每取滤出液85ml，加入碘酒15ml、苯甲酸6g、水杨酸6g，待用。

〔功能主治〕清热燥湿，杀虫止痒。用于体癣、股癣等。

〔用法用量〕外用：用毛笔蘸药酊涂搽患处，每日涂搽2～3次，以愈为度。

〔处方来源〕《中国当代中医名人志》

甘草升麻酒

〔处　　方〕炙甘草20g・升麻20g・沉香（刮）20g・麝香（另研）0.6g・淡豆豉36g・黄酒500ml

〔制　　法〕上5味，除麝香外，共捣碎过筛，入麝香和匀，贮瓶密封浸泡7天，备用。

〔功能主治〕消肿止痛。用于头癣，或头上肿痛、刺痛作痒。

〔用法用量〕口服：每次取药末15g，用黄酒80ml，煎至八成，去渣，服之，每日早、晚各服1次，并取药渣热敷肿处。

〔处方来源〕宋·《圣济总录》

止痒酒

〔处　　方〕白鲜皮150g • 土荆芥150g • 苦参150g • 白酒1L
〔制　　法〕将前3味捣为粗末或切片，置容器中，加入白酒，密封，浸泡14天后，过滤去渣，即成。
〔功能主治〕祛风利湿，杀虫止痒。用于癣疮、神经性皮炎、牛皮癣等。
〔用法用量〕外用：取此药酒涂搽患处，每日2～3次；

〔处方来源〕《药酒汇编》

中药癣药酒

〔处　　方〕川乌90g • 槟榔90g • 百部90g • 苦参90g • 白鲜皮90g • 海桐皮90g • 蛇床子50g • 千金子50g • 地肤子50g • 番木鳖50g • 蝉蜕50g • 斑蝥50g • 蜈蚣50g • 大枫子50g • 信石27g • 樟脑30g • 轻粉30g • 硫黄60g • 白及180g • 土槿皮150g • 白酒5L
〔制　　法〕将槟榔、百部、蛇床子、苦参、白鲜皮、海桐皮、上槿皮、地肤子，干燥后碎成粗粉；川乌、番木鳖、斑蝥、蜈蚣、大枫子单独碎为粗粉；信石、樟脑、轻粉、硫黄宜碎成细粉，过80～100目筛将诸药装大缸内，加入白酒，密封浸渍，每天搅拌1次，7天后改为每周1次，1个月后可滤酒，贮瓶备用。
〔功能主治〕杀虫止痒。用于顽癣、神经性皮炎、体癣等。
〔用法用量〕外用：用棉签蘸药酒涂搽患处，每日涂搽1～2次，以愈为度。

〔处方来源〕李仕桂经验方

去癣酊

〈处　　方〉海金砂15g • 土槿皮10g • 番木鳖
（去皮）5粒 • 大蜈蚣5条 • 斑蝥5
只 • 全蝎5只 • 75%医用乙醇300ml

〈制　　法〉将前6味共研粗末，置容器中，加入
75%乙醇，密封，浸泡7天，过滤去
渣，即成。

〈功能主治〉解毒祛湿，祛风止痒。用于各种癣症。

〈用法用量〉外用：取药配涂搽患处，每日涂搽1~3次。

〈处方来源〉《百病中医熏洗熨擦疗法》

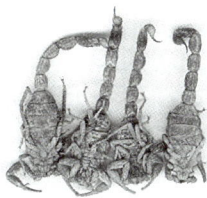

白铁酒

〈处　　方〉白鲜皮（碾碎）50g • 铁锈5g • 樟脑5g • 白酒250ml

〈制　　法〉上药同入玻璃容器内，加入白酒静置3日，压榨过滤为
药酒。

〈功能主治〉祛风燥湿，清热解毒。主治顽癣。

〈用法用量〉外用：取药酒搽患处，每日2次。

〈处方来源〉《陕西中医》1995，16（5）：223

百部酒Ⅳ

〈处　　方〉白及15g • 百部15g • 木槿皮15g • 槟榔15g • 川椒
15g • 大枫子15g • 斑蝥6g（或不用）• 白酒400ml

〈制　　法〉将前7味捣碎，置容器中，加入白酒，密封，浸泡7~15天
后，过滤去渣，取汁备用。

〈功能主治〉祛风解毒，杀虫止痒。用于干癣、湿癣、牛皮癣、脚癣等。

〈用法用量〉外用：取此酒涂搽患处，每日早、晚各1次。

〈处方来源〉《陕西中医验方选编》（外科、五官科分册）

克癣液

〈处　　方〉苦参50g • 硫黄50g • 白矾50g • 大枫子25g • 五倍子
25g • 皂角25g • 土茯苓25g • 百部25g • 白鲜皮25g • 地

肤子25g • 蛇床子25g • 木鳖子25g • 蝉蜕25g • 相思子25g • 雄黄25g • 冰片10g • 樟脑10g • 苯佐卡因粉10g • 蜈蚣10条 • 醋酸150ml • 白酒2L

〔制　　法〕将前19味捣碎，入布袋，置容器中，加入白酒和醋酸，密封，浸泡24小时后即可取用。

〔功能主治〕祛风清热，燥湿止痒。用于体癣、手足癣、头癣。

〔用法用量〕外用：用棉签蘸药酒涂搽患处，手足癣则浸泡患处30分钟，每晚用药1次，14次为1疗程。

〔处方来源〕《中国当代中医名人志》

杜鹃花酒

〔处　　方〕新鲜黄杜鹃花100g • 白酒300ml

〔制　　法〕取新鲜黄杜鹃花捣烂，加水约150ml，煎15~20分钟，然后加入白酒。

〔功能主治〕除湿止痒。用于治足癣。

〔用法用量〕外用：将患足浸泡其中，每日2次，每次20分钟，持续用药7日，未愈者再行第2个疗程。

❗ 注意事项：治疗期间忌辛辣、忌饮酒，停用任何药物和化学品；孕妇幼儿慎用。

〔处方来源〕《安徽中医临床杂志》1999，（6）：437

〔附　　记〕有医院以本法治疗足癣25例，治愈20例，占80%；显效4例，占16%。

苦参鲜皮酒

〔处　　方〕苦参500g • 白鲜皮200g • 露蜂房75g • 天麻80g • 糯米5kg • 酒曲750g

〔制　　法〕将前4味，用水7.5L，煎至减半，去渣取汁，浸曲（压碎），经3日，炊糯米，如常法酿酒，保温。酒熟，压去糟渣，贮瓶备用。

〔功能主治〕清热祛风，解毒疗疮。用于遍身白屑、搔之则痛。

〈用法用量〉 口服：每次饭后服10ml，渐加至30ml，日2夜1服。以愈为度。

〈处方来源〉 《民间百病良方》

参白癣药水

〈处　方〉 苦参150g • 白鲜皮150g • 蛇床子150g • 地肤子150g • 茵陈100g • 百部100g • 黄柏100g • 硫黄100g • 75%乙醇适量。

〈制　法〉 将前7味捣碎，以75%乙醇为溶媒，按渗漉法制成配剂。最后加硫黄，溶化，混匀，添加75%乙醇，制成3L即可，贮瓶备用。

〈功能主治〉 祛风止痒。用于癣症。

〈用法用量〉 外用：用时振摇均匀，以棉签蘸药配涂搽患处，每日涂1~2次，以愈为度。

〈处方来源〉 《中药制剂汇编》

复方白雪花酊

〈处　方〉 鲜白雪花180g • 干苦楝皮30g • 鲜土荆芥30g • 千里光30g • 鲜土大黄15g • 鲜辣椒15g • 冰醋酸100ml • 95%乙醇500ml

〈制　法〉 将前6味切碎，置广口瓶内，加入95%乙醇和冰醋酸，密封，时时摇动，浸泡1周后，过滤去渣，加蒸馏水至1L，贮瓶备用。

〈功能主治〉 祛湿止痒。用于体癣、牛皮癣、湿疹、叠瓦癣、神经性皮炎等皮肤病均可用之。

〈用法用量〉 外用：先用马鞭草、龙葵各适量，煎成溶液，擦洗患处，再取此药液涂搽患处，每日涂搽2~3次，以愈为度。

〈处方来源〉 《福建赤脚医生》

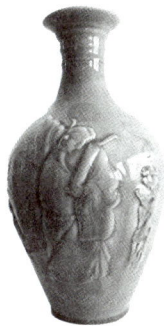

复方蟾酥酊

〈处　方〉蟾酥10g・生半夏10g・50%医用乙醇100ml

〈制　法〉将前2味置容器中，加入50%医用乙醇，密封，浸泡3～5天后即可取用。

〈功能主治〉解毒止痒。用于体癣、顽癣、局限性神经性皮炎。

〈用法用量〉外用：用毛笔蘸药酊涂搽患处，每日涂搽2～3次，以愈为度。

> ❗ 注意事项：继发感染时禁用。

处方来源　《中国当代中医名人志》

菖蒲疗癣酒

〈处　方〉菖蒲25kg・米20kg

〈制　法〉以菖蒲切细，加水75kg，煮取30kg，去渣，入酝米20kg，如酒酿熟。

〈功能主治〉燥湿。用于治一切癣。

〈用法用量〉口服：取酒饮令微醉。

处方来源　宋・《圣济总录》

斑黄酊

〈处　方〉川槿皮9g・苦参9g・生大白9g・斑蝥7个・生大黄6g・红花6g・轻粉3g・樟脑块3g・75%乙醇200～250ml

〈制　法〉将前6味共研细末，与轻粉、樟脑一同置容器中，加入75%乙醇（以浸出药面2～3cm），密封，浸泡7～10天后，滤出药渣。药渣再用75%乙醇依法浸泡1周，滤出药液，与前浸液合并，贮瓶备用。

〈功能主治〉清热燥湿，解毒活血，杀虫止痒。用于体癣、顽癣。

〈用法用量〉外用：取此药酒涂搽患处，每日涂1～2次。

处方来源　《河南中医》

黑芝麻泡黄酒Ⅰ

〈处　　方〉黑芝麻300g・黄酒500ml

〈制　　法〉将芝麻微炒研碎，加入黄酒中，置容器中加盖，浸泡2小时。

〈功能主治〉补精益血。治疗顽固性荨麻疹。

〈用法用量〉口服：每次服用一汤匙，黑芝麻约10g，黄酒须没过黑芝麻，服前在汤匙中加白糖，置锅中蒸10分钟，每日早晚空腹服下，轻者每日服1次，重者每日服2次，15日为一疗程。

〈处方来源〉《黑龙江中医药》2000，（1）：45

愈癣药酒

〈处　　方〉苦参30g・土槿皮30g・花椒30g・樟皮（樟树皮）30g・白及30g・生姜30g・百部30g・槟榔30g・木通30g・白酒750ml

〈制　　法〉将前9味捣碎，入布袋，置容器中，加入白酒，密封浸泡1周后，过滤去渣，即成。

〈功能主治〉祛湿，杀虫，止痒。用于癣疮、皮肤颇厚、浸淫作痒。

〈用法用量〉外用：用毛笔蘸药酒涂搽患处，每日涂搽2次，至愈为度。

〈处方来源〉《中国医学大辞典》

槿皮克癣液

〈处　　方〉土槿皮250g・蛇床子125g・花椒125g・大枫子125g・百部125g・凤仙草125g・透骨草125g・防风50g・吴茱萸50g・当归110g・侧柏叶110g・蝉蜕30g・斑蝥3g・75%乙醇3L

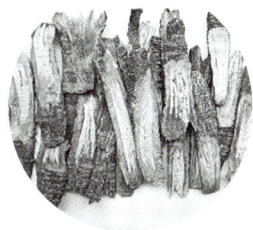

〈制　　法〉将前13味研极细末，用75%乙醇与冰醋酸，依3：1比例的混合液作溶剂，浸渍48小时，按渗漉法，缓慢渗漉，收集渗漉液200ml，静置，取上清液加入香精适量，搅匀即成。

〔功能主治〕活血祛风，解毒祛湿，杀虫止痒。用于体癣、股癣。

〔用法用量〕外用：先将患处洗净，拭干，再取此液，涂搽患处，每日涂搽3~4次。

〔处方来源〕 《百病中医熏洗熨擦疗法》

癣药水

〔处　　方〕乌桕叶110g • 臭花110g • 小飞扬110g • 老虎俐110g • 白花丹220g • 大飞杨330g • 75%医用乙醇2L

〔制　　法〕取生药洗净，切碎一定大小，用75%医用乙醇作溶剂浸泡7日即可。

〔功能主治〕清热解毒，杀虫止痒。用于脚癣。

〔用法用量〕外用：用棉签蘸药水涂搽患处，每日1~2次。

〔处方来源〕 《中药制剂汇编》

癣药酒方

〔处　　方〕土槿皮15g • 小白附子9g • 密陀僧9g • 斑蝥30个 • 蟾酥24g • 60°白酒500ml

〔制　　法〕将前5味共研细末，置容器中，加入白酒，密封，浸泡1周后，滤过装瓶备用。

〔功能主治〕祛风杀虫，止痒疗癣。用于各种顽癣。

〔用法用量〕外用：随时取酒涂搽患处。若起水泡，出水后仍可再涂搽，连用7天，渐显疗效。

〔处方来源〕 周楠林验方

癣酒Ⅰ

〔处　　方〕土槿皮15g • 生南星15g • 槟榔15g • 樟脑7g • 生木鳖7g • 斑蝥15个 • 蟾酥4g • 白酒250ml

〔制　　法〕将上药与白酒共置入容器中，密封浸泡7日，过滤后即得，装瓶备用。

〔功能主治〕杀虫止痒。用于一切癣症。

〈用　　法〉外用：取此酒涂搽患处，日搽数次。

> ❗ 注意事项：本药酒有毒，严禁内服。勿接触眼睛及嘴。

处方来源　清·《外科全生集》

癣酒Ⅱ

〈处　　方〉川槿皮60g·大枫子 30g·白鲜皮30g·海桐皮30g·百部30g·苦楝皮30g·地肤子30g·蛇床子30g·猪牙皂30g·斑蝥12g·蟾酥12g·75％乙醇600ml

〈制　　法〉前9味药共为粗末，与斑蝥共浸入酒精，隔日振摇1次，10日后过滤，加入蟾酥即可使用。

〈功能主治〉杀虫止痒。用于治头癣。

〈用法用量〉外用：将配好的癣酒用消毒纱布或棉签直接涂于患者病灶处，涂抹时应按从周边向中心顺序进行，每日4～6次，连续用药1月为1疗程。

> ❗ 注意事项：治疗期间禁食辛辣温燥及鱼虾等物，忌触碱类、机油等对皮肤有刺激之品。

处方来源　《河南中医药学刊》1997，（6）：57

第十二节
其他皮肤科用药酒

一、瘾疹（荨麻疹）用药酒

石楠叶酒

〈处　　方〉石楠叶5g·白酒30ml

〈制　　法〉将上药研细末，入白酒煎一沸，待用。

〈功能主治〉祛风止痒。用于风瘾疹、经旬不解。

〈用法用量〉口服：1次连灌，空腹温服。

处方来源　宋·《圣济总录》

石楠肤子酒

〈处　　方〉石楠叶50g・地肤子50g・当归50g・独活50g・白酒600ml
〈制　　法〉将前4味研为粗末，备用。
〈功能主治〉活血祛风，解毒透疹。用于风毒瘾疹。
〈用法用量〉口服：每取药末5~6g，入白酒15ml，煎数沸，空腹温服，日服3次。

处方来源　《百病中医药酒疗法》

白茄根酒

〈处　　方〉白茄根50g（鲜品100g）・60°白酒500ml
〈制　　法〉将上药洗净，切碎，置容器中，加入白酒，密封，浸泡7天后，过滤去渣，即成。
〈功能主治〉抗过敏。用于过敏性荨麻疹等。
〈用法用量〉口服：每次服10~20ml，日服2次。

处方来源　《民间百病良方》

茄根酒

〈处　　方〉白茄根50g（或用鲜者100g）・60°白酒100ml
〈制　　法〉白茄根先用清水洗净泥沙，然后用刀切成碎片放入白酒内，浸泡一星期备用。
〈功能主治〉祛风，解毒，透疹。用于过敏性荨麻疹。
〈用法用量〉外用：搽患处。

❗ 注意事项：对酒类过敏引起的荨麻疹患者无效。

处方来源　《赤脚医生杂志》1979，（1）：8

枳壳秦艽酒 II

〈处　方〉枳壳90g・秦艽120g・独活120g・肉苁蓉120g・丹参150g・陆英（即蒴藋）150g・松叶250g・白酒10L

〈制　法〉将前7味捣碎或切薄片，入布袋，置容器中，加入白酒，密封，浸泡7天后，过滤去渣，即成。

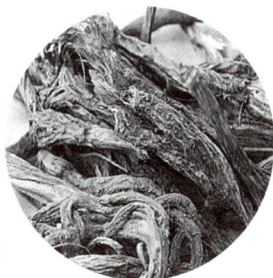

〈功能主治〉活血，祛风，止痒。用于风证瘾疹、皮肤生病痛，或皮痒如虫行等。

〈用法用量〉口服：每次服10～15ml，日服3次。

〈处方来源〉　明・《普济方》

〈附　记〉宋・《太平圣惠方》枳壳丹参酒，即本方，仅剂量稍有差异（枳壳18g，秦艽、独活、肉苁蓉各15g，丹参、陆英各18g，松叶50g，白酒1L）。

浮萍酒

〈处　方〉鲜浮萍60g・白酒250ml

〈制　法〉将上药洗净，捣烂置容器中，加入白酒，密封，浸泡7天后，过滤去渣，即成。

〈功能主治〉祛风止痒。用于风热性痛疹、皮肤瘙痒、过敏性皮疹等。

〈用法用量〉外用：取此药酒涂搽患处，每日涂搽2～4次。

〈处方来源〉　《民间百病良方》

黑芝麻泡黄酒 II

〈处　方〉黑芝麻300g・黄酒3L

〈制　法〉将芝麻微炒研碎，加入黄酒中，置容器中加盖，浸泡2小时。

〈功能主治〉补精益血。用于顽固性荨麻疹。

〈用法用量〉口服：每次服用一汤匙，黑芝麻约10g，黄酒须没过黑芝麻，服前在汤匙中加白糖，置锅中蒸10分钟，每日早晚空腹服下，轻者每日服1次，重者每日服2次，15日为一疗程。

〔处方来源〕 《黑龙江中医药》2000，（1）：45

硫黄酒Ⅱ

〔处　　方〕 硫黄6g・白酒100ml

〔制　　法〕 硫黄乳钵内研细，放入白酒再研。

〔功能主治〕 温阳，透疹。用于治恶风、头面肢体瘾疹魁瘰。

〔用法用量〕 口服：空腹饮用10～20ml，渣研细，入酒同饮，连续数日。

〔处方来源〕 明・《普济方》

碧桃酒

〔处　　方〕 鲜嫩桃叶500g・胆矾0.6g・薄荷水3g・冰片3g・鲜鱼腥草60g・白酒1.2L

〔制　　法〕 将鱼腥草、桃叶洗净，切碎，加入胆矾粉，按渗漉法进行渗漉，收集渗漉液1L，溶入薄荷水、冰片，过滤去渣，即成。

〔功能主治〕 解毒，透疹，止痒。用于荨麻疹等。

〔用法用量〕 外用：经常取此药酒涂搽患处。

❗ **注意事项：忌内服。**

〔处方来源〕 《历代名医良方注释》

〔附　　记〕 《历代名医良方注释》：碧桃系指桃之带绿色者，一般桃叶均可入药，应选其鲜嫩者，最好新鲜桃叶立即制备。不然干燥发黄，既影响剂量外观，又影响疗效。

桃叶含有大量叶绿素，溶于乙醇后呈美丽的碧绿色，但放存后容易发黄，加入少量胆矾（即硫酸铜）后，可保持溶剂长期呈鲜绿色，用其他可溶性铜盐亦可。

本方主要为外治药，有较好的止痒和促进风疹块的透发，鱼腥草露对荨麻疹的止痒作用也很好，对蚊叮虫咬后的止痒亦有特效。

蝉蜕糯米酒

〈处　　方〉蝉蜕3g • 糯米酒50ml

〈制　　法〉将上药研成细末，待用；糯米酒加入清水250ml，煮沸，入上药搅匀即可。

〈功能主治〉疏风散热，透疹解痉。用于荨麻疹等。

〈用法用量〉口服：成人1次顿（温）服，小儿分2次服。

〈处方来源〉《民间百病良方》

〈附　　记〉蝉蜕甘寒，疏风散热，透疹解痉；糯米酒甘热，能祛风醒神，促进血液循环，行于肌肤，加速药效，曾治二例，均一日内消疹。

二、疣用药酒

洗瘊酒

〈处　　方〉苍耳子30g • 75%医用乙醇40~100ml

〈制　　法〉将上药捣碎，置容器中，加入75%乙醇，密封，浸泡7天后，过滤去渣，即成。

〈功能主治〉软化瘊子。用于瘊子，以手足背多者尤宜。

〈用法用量〉外用：外涂搽患处，日涂2~3次。

〈处方来源〉《浙江中医杂志》

骨碎补酒 I

〈处　　方〉骨碎补20g • 70%医用乙醇100ml

〈制　　法〉将上药捣碎或切薄片，置容器中，加入70%乙醇，密封，浸泡48小时后，过滤去渣，即成。

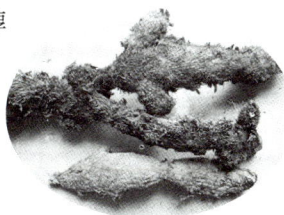

〈功能主治〉腐蚀软疣。用于扁平疣。

〈用法用量〉外用：取此酒涂搽疣体表面，每日早、晚各涂1次。以愈为度。

〈处方来源〉《民间百病良方》

消疣液

〈处　方〉鲜土大黄500g • 土槿皮360g • 地肤子120g • 海桐皮120g • 蛇床子120g • 龙衣120g • 高粱酒5L

〈制　法〉将前6味捣碎或切薄片，置容器中，加入高粱酒，密封，浸泡1个月后即可开封启用。

〈功能主治〉消炎，散结，去疣。用于寻常疣。

〈用法用量〉外用：取此药液涂搽疣表面5分钟，须稍用力搽之，每日涂搽3次，连续用药3~6周。

〈处方来源〉《浙江中医杂志》

蝉肤白花酊

〈处　方〉蝉蜕30g • 地肤子60g • 白鲜皮60g • 明矾60g • 红花20g • 75%医用乙醇500ml

〈制　法〉将前5味捣碎或切薄片，置容器中，加入75%乙醇，密封，浸泡3天后，过滤去渣，即成。

〈功能主治〉活血祛风，抑菌去疣。用于扁平疣。

〈用法用量〉外用：取此酒涂搽患处，每日涂搽5~6次，以愈为度。

> ❗ 注意事项：治疗期间①不宜吃刺激性食物；②禁用化妆品；③药后如出现皮疹、肿胀、瘙痒等。提示治疗有效，应坚持治疗痊愈。。

〈处方来源〉《新中医》

三、脂溢性皮炎用药酒

皮炎液

〈处　方〉硫黄15g • 轻粉5g • 枯矾5g • 冰片2g • 75%乙醇1L

〈制　法〉将前4味共研细末，置容器中，加入75%乙醇，密封，浸泡24小时后即可取用。

〈功能主治〉解毒杀虫，除湿止痒。用于脂溢性皮炎、股癣及夏季皮炎等。

〈用法用量〉外用：用时摇匀，用毛笔蘸液涂搽患处，每日涂搽2~3次，至愈为度。

〔处方来源〕 陈鸿宾经验方

〔附　记〕①本品外用，不可入口；②股癣，方中硫黄、轻粉倍量、阴囊部不宜用；③头部脂溢性皮炎继发感染者，可再加入明雄黄1.5g同浸，外涂。

苦参酊Ⅱ

〔处　方〕苦参300g · 百部90g · 野菊花90g · 凤眼草90g · 樟脑120g · 75％乙醇（或白酒）2L

〔制　法〕将前4味捣碎或切薄片，置容器中，加入75％乙醇，密封浸泡7天后，过滤去渣，留液，再加入樟脑（研粉），待溶化后，即可取用。

〔功能主治〕灭菌止痒。用于脂溢性皮炎、皮肤瘙痒、单纯糠疹、玫瑰糠疹等。

〔用法用量〕外用：取药配涂搽皮损区处，每日涂搽1～2次，以愈为度。

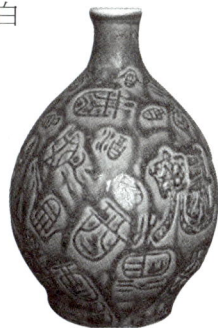

〔处方来源〕 《朱仁康临床经验集》

四、痤疮用药酒

苦百酊

〔处　方〕苦参30g · 百部30g · 75％医用乙醇300ml

〔制　法〕将前2味捣碎或切薄片，置容器中，加入75％乙醇，密封，浸泡7天后即可取用。

〔功能主治〕清热，燥湿，杀虫。用于痤疮。

〔用法用量〕外用：涂搽患处，日涂3次，以愈为度。

〔处方来源〕 《中国当代中医名人志》

五、斑秃用药酒

闹羊花毛姜浸酒

〈处　　方〉闹羊花20朵 • 鲜毛姜18片 • 高粱酒一中碗

〈制　　法〉上药酒浸，外用纸将碗口封固，放锅中隔水蒸1小时左右。

〈功能主治〉活血化瘀，温经。用于治疗斑秃。

〈用法用量〉外用：每日用酒涂搽患处4～5次。

〈处方来源〉《浙江中医杂志》1965，8（12）：393

银花酒

〈处　　方〉金银花100g • 白酒500ml

〈制　　法〉将上2味装大口瓶浸泡1星期后，待酒色呈棕黄色备用。

〈功能主治〉清热解毒，活血化瘀。用于治疗斑秃。

〈用法用量〉外用：先用鲜生姜片搽斑秃处数遍，然后用纱布块蘸药酒搽病灶部位，2～3分钟，待斑秃处皮肤发红为度，每日擦洗2次。

〈处方来源〉《新疆中医药》1996，（4）：60

斑蝥侧柏酒

〈处　　方〉斑蝥5g • 侧柏叶10g • 辣椒10g • 干姜5g • 白僵蚕10g • 75%乙醇100ml

〈制　　法〉上5药研为粗末，以75%乙醇浸泡1星期备用。

〈功能主治〉清热解毒，活血化瘀，祛风止痒。用于斑秃。

〈用法用量〉外用：使用时以脱脂消毒棉蘸少许药液反复涂搽脱发处，直至出现微热或轻微刺激痛为度。

〈处方来源〉《内蒙古中医药》1993，（1）：21

〈附　　记〉本药液有毒，切勿入眼、口黏膜处，用时蘸少许药液，以不流淌至正常皮肤为宜。3个月为一疗程，半年内不见效可改用其他疗法治疗。

六、扁平疣用药酒

鸦胆子散酒

〔处　　方〕鸦胆子50g•蛇床子10g•大黄10g•薏苡仁10g•75%乙醇250ml

〔制　　法〕将上4药研末或切成薄片，用酒精浸泡1星期后备用。

〔功能主治〕清热解毒，腐蚀赘疣。用于扁平疣。

〔用法用量〕外用：用药液外洗扁平疣，每日3～5次，连续外洗7～14日。

〔处方来源〕《中医外治杂志》1995，4（1）：26

七、赤游风用药酒

石斛枸杞酒

〔处　　方〕石斛250g•黄芪（炙）20g•丹参（微炒）12g•牛膝（去苗）36g•生姜36g•人参20g•杜仲（去粗皮，剉，炒）24g•五味子24g•白茯苓（去黑皮）24g•山茱萸24g•山芋24g•萆薢（微炒）24g•枸杞子（微炒）20g•防风（去叉）15g•细辛（去黄叶，炒）12g•薏苡仁（炒）50g•天门冬（去心，焙）36g•白酒5L

〔制　　法〕上药细剉如麻豆，用生绢囊盛，以酒于净瓷器中浸一周。

〔功能主治〕补虚劳，益气力，利关节，坚筋骨。治肾中风、下注腰脚痹弱及头面游风。

〔用法用量〕口服：初次温服30ml，白天3次夜1次，逐渐加至60～70ml、100ml，常有酒气，不至大醉。

〔处方来源〕宋•《太平圣惠方》，明•《普济方》

枳壳酒

〔处　　方〕枳壳（炒）250g•黄柏皮250g•五叶草500g•白酒8L

〔制　　法〕将前3味切碎，入布袋，置容器中，加入白酒，密封，浸泡7天后，过滤去渣，即成。

〔功能主治〕清热燥湿，祛风理气，活血通络。用于刺风游风（赤游风）。

〔用法用量〕口服：每次温服10ml，日服数次，常令有酒气相续为佳。

处方来源　宋·《圣济总录》

恶实根酒

〔处　　方〕恶实根500g • 生荫翟根500g • 白酒8L
〔制　　法〕将前2味切碎（先洗净、晾干），置容器中，加入白酒，密封，浸泡7天后，过滤去渣，即成。
〔功能主治〕祛风解毒。用于刺风游风（赤游风）。
〔用法用量〕口服：每次温服10ml，日服3～4次。

处方来源　宋·《圣济总录》

八、传染性软疣用药酒

参芪活血酒

〔处　　方〕黄芪60g • 党参30g • 当归15g • 延胡索15g • 丹参50g • 川芎12g • 桃仁12g • 红花9g • 香附9g • 全蝎6g • 甘草5g • 白酒2L
〔制　　法〕上药切片，加38°白酒浸泡7日后过滤备用。
〔功能主治〕益气固卫，活血化瘀，散结解凝，疏风祛湿。用于治传染性软疣。
〔用法用量〕口服：成人每次服5ml，每日服3次；儿童酌减或每次0.1ml/kg，每日3次；饭后服用，15日为一疗程。

处方来源　《新中医》1997，（12）：61

九、带状疱疹用药酒

三花止痒酊

〔处　　方〕金银花10g • 野菊花10g • 凤仙花10g • 蛇床子10g • 白鲜皮12g • 水杨酸5g • 石炭酸2g • 75%乙醇1L
〔制　　法〕将前5味置容器中，加入75%乙醇，密封，浸泡5～7日，滤取上清液，加入水杨酸、石炭酸，搅匀，贮瓶备用。

〈功能主治〉清热解毒，消炎止痒。用于带状疱疹。

〈用法用量〉外用：以医用棉签蘸药酒涂搽患处，每日3~4次，至愈为止。

〈处方来源〉《中国当代中医名人志》

〈附　　记〉带状疱疹即缠腰火丹，俗名"蜘蛛疮"。

三黄二白醇

〈处　　方〉雄黄100g・白矾100g・黄连50g・黄柏50g・冰片12g・75%乙醇1L

〈制　　法〉将黄连、黄柏碎成粗粉，雄黄、白矾、冰片研成细粉，混合，加乙醇浸泡于密闭容器内，7日后过滤去渣，备用。

〈功能主治〉清热化湿。用于带状疱疹。

〈用法用量〉外用：用药棉蘸取药液涂抹患处，每日6次，一般2~3日痊愈。

〈处方来源〉《甘肃中医》1996，（5）：18

南山草酒

〈处　　方〉生南星10g・草河车10g・山慈姑12g・白酒200ml

〈制　　法〉先将白酒放入粗碗内，再用上药分别磨酒。磨完后过滤去渣，备用。

〈功能主治〉清热解毒，燥湿消肿。用于带状疱疹。

〈用法用量〉外用：取药酒涂搽患处，每日涂搽3次。

〈处方来源〉《张走龙经验方》

〈附　　记〉一般用药3~7天即愈，愈后无瘢痕。

南山蚤酒

〈处　　方〉生南星10g・山慈姑12g・蚤休10g・白酒200ml

〈制　　法〉上等好酒放入粗碗内，再用上药磨酒，磨完后备用。

〈功能主治〉清热解毒，消炎止痛。主治带状疱疹。

〔用法用量〕外用：用药汁搽患处，每日3次。

〔处方来源〕 《江西中医药》1990，（4）：38

疱疹液

〔处　　方〕紫草10g • 大黄50g • 75％乙醇500ml
〔制　　法〕以酒精将上药浸泡，72小时后取出备用。
〔功能主治〕清热凉血解毒。用于带状疱疹。
〔用法用量〕外用：以医用棉签将本品涂于疱疹表面，每日5～6次，5日为1疗程。

〔处方来源〕 《国医论坛》1996，（1）：31

雄黄酊

〔处　　方〕雄黄粉50g • 75％乙醇100ml
〔制　　法〕将雄黄与乙醇混合，置碗中研磨备用。
〔功能主治〕解毒，祛湿，杀虫。用于带状疱疹。
〔用法用量〕外用：取药配涂搽患处，每日涂搽2次。

〔处方来源〕 《新医药学杂志》

〔附　　记〕如疼痛剧烈，疱疹很多者，在上方中加入20％普鲁卡因20ml。

新会蛇药紫草酒

〔处　　方〕新会蛇药酒100ml • 紫草（研末）20g • 冰片（研末）2g
〔制　　法〕上3药混匀即可使用。
〔功能主治〕凉血，解毒，止痒。用于带状疱疹。
〔用法用量〕外用：取本品适量，涂搽患处，每日4次，连用1周。

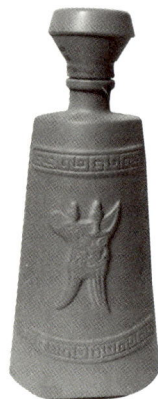

〔处方来源〕 《新中医》1997，（2）：31

鲜背蛇草酒

〈处　　方〉鲜背蛇草100g（干品用30g）• 米酒300ml

〈制　　法〉将上2味置锅中隔水炖。

〈功能主治〉清热凉血，利湿解毒。用于带状疱疹。

〈用法用量〉口服：每日1剂，分3次服完，同时将药渣外敷患处，儿童酌减。

> ❗ 注意事项：忌食热燥酸辣之品。

〈处方来源〉《新中医》1979，（3）：61

十、丹毒用药酒

满天星酊

〈处　　方〉鲜满天星（全草）250g • 雄黄6g • 75％乙醇1L

〈制　　法〉将满天星洗净、去杂质、晾干、切碎，置容器中，加入75％乙醇，密封，浸泡7天后，再将药捣烂，以纱布包，取汁，加入雄黄（研末）、溶化，混匀，即成。

〈功能主治〉祛风，解毒，杀虫。用于丹毒。

〈用法用量〉外用：用时先视丹毒的蔓延走向，在末端离病灶寸许处开始涂圆形药圈，然后由内到外，反复涂药5～10分钟为1次，日涂2～3次。

〈处方来源〉《中草药通讯》

〈附　　记〉本品对过敏性皮疹无效。

十一、稻田性皮炎用药酒

九里香药酒

〈处　　方〉九里香25g • 一枝黄花25g • 羊蹄草25g • 半边莲25g • 毛麝香25g • 漆大姑25g • 了哥王25g • 三桠苦25g • 入地金牛25g • 蛇总管25g • 60°白酒1L

〈制　　法〉将前10味研为粗末，混匀，置容器中，加入白酒，密封，浸泡7天后，过滤去渣，即成。

〈功能主治〉止痒，消炎。用于稻田性皮炎。

〈用法用量〉外用：以瘙痒、糜烂和渗液为主的患者可用药酒外搽患处，每日3～4次；以肿痛为主的患者可用药渣外敷患处，每日换药1次。

〈处方来源〉《药酒汇编》

五蛇液

〈处　　方〉五倍子15g•蛇床子30g•韭菜子9g•白明矾9g•白酒120ml

〈制　　法〉将前4味共研粗末，置玻璃瓶中，注入白酒，塞紧瓶盖，浸泡3日后（浸泡时，每日早、晚各摇动1次，通常振动可使药性加速渗透）即可取用。

〈功能主治〉消炎活血，祛风止痒。用于水田皮炎。

〈用法用量〉外用：用棉签蘸药液涂搽患处，每日早、中、晚各涂搽1次。以愈为度。

〈处方来源〉《百病中医熏洗熨擦方法》

倍矾酒

〈处　　方〉五倍子250g•白明矾100g•白酒1L

〈制　　法〉将前2味捣碎，置容器中，加入白酒密封，浸泡7天后，过滤去渣，即成。

〈功能主治〉收敛，止痒，防护。用于预防水田皮炎。

〈用法用量〉外用：下水田劳动前，取此酒涂搽手足及小腿部皮肤。

〈处方来源〉《民间百病良方》

〈附　　记〉一法方中白矾用100～200g。

樟冰酒

〈处　　方〉樟脑3g•冰片10g•95%乙醇 100ml

〈制　　法〉将前2味置容器中，加入95%乙醇，密封，浸泡2天后即可取用。

〔功能主治〕消炎，止痛，止痒。用于皮炎。

〔用法用量〕外用：外涂患处，每日2～3次。

〔处方来源〕《民间百病良方》

十二、鹅掌风（手癣）用药酒

一号癣药水Ⅰ

〔处　方〕土槿皮30g • 大枫子肉30g • 地肤子30g • 蛇床子30g • 硫黄15g • 枯矾12g • 白鲜皮30g • 苦参 30g • 樟脑15g（后下）• 50%乙醇 2L

〔制　法〕将前8味研成末或捣碎，置容器中，加入50%乙醇（分3次加入浸泡），第1次加入800ml，密封，温浸7天后，倾取上清液，第2次加入600ml，第3次加入600ml，如上法浸泡。3次浸液合并，混匀，再以樟脑用95%乙醇溶解后，加入浸液中，候药液澄清，倾取上层清液，贮瓶备用。或将以上各药切片，加入白酒密封浸泡10日即可。

〔功能主治〕杀虫止痒。用于鹅掌风、脚湿气、圆癣等。

〔用法用量〕外用：取此药酒涂搽患部，每日3～4次。

⚠ **注意事项**：有糜烂者禁用。

〔处方来源〕《中医外科临床手册》

生姜浸酒

〔处　方〕生姜250～500g • 50°～60°白酒500ml

〔制　法〕将生姜捣烂，连汁置容器中，加入白酒，密封，浸泡2天后即可取用。

〔功能主治〕解毒杀菌。用于鹅掌风、甲癣等。

〔用法用量〕外用：每日早、晚取此药酒涂搽患处数遍，或将患部浸泡入药酒中5～10分钟。

〔处方来源〕《民间百病良方》

〈附　　记〉本药酒中加入红糖500g，每服10～15ml，用治寒性腹痛效佳。

当归百部酒

〈处　　方〉当归30g•生百部30g•木槿皮30g•川黄柏30g•白鲜皮30g•川椒20g•白酒（或黑醋）1L

〈制　　法〉将前6味研为粗末或切薄片，置容器中，加入白酒（或黑醋），密封，浸泡2小时后，隔水煮沸即可。待冷，备用。

〈功能主治〉清热解毒，杀虫止痒。用于鹅掌风、甲癣等。

〈用法用量〉外用：取此药酒涂搽患处，每日涂搽数次。甲癣可浸泡入药酒中4～5分钟，日2～3次。

〈处方来源〉《药酒汇编》

〈附　　记〉亦可用熏洗法。忌下冷水。

羊蹄根酒

〈处　　方〉羊蹄根300g•75％医用乙醇600ml

〈制　　法〉将上药切碎，置容器中，加入75％乙醇，密封，浸泡7天后，过滤去渣，备用。

〈功能主治〉杀虫止痒。用于手癣（鹅掌风）、甲癣（鹅爪风）、落屑性脚癣（脚蚓症）、体癣（钱癣）、神经性皮炎（干癣）。

〈用法用量〉外用：用棉棒或毛刷蘸药液涂搽患处，每日2～3次。

❗ 注意事项：慎勿入口。

〈处方来源〉《赵炳南临床经验集》

复方土槿皮酊

〈处　　方〉土槿皮酊40ml•苯甲酸12g•水杨酸6g•75％医用乙醇100ml

〈制　　法〉将前3味置容器中，加入75％乙醇至100ml（先将苯甲酸、水杨酸加乙醇适量溶解，再加入土槿皮酊混匀，最后将乙醇加至足数）。

〔功能主治〕杀虫止痒。用于鹅掌风、脚湿气等病。

〔用法用量〕外用：取此药配涂搽患处，每日3～4次。

> ❗ **注意事项：手足部糜烂者禁用。**

〔处方来源〕 《中医外科临床手册》

〔附　　记〕上槿皮酊：即用土槿皮粗末10g，80%乙醇100ml，按渗漉
法渗漉即得。

十三、痱子用药酒

二黄冰片酒

〔处　　方〕生大黄6g • 黄连5g • 冰片4g • 60°白酒150ml

〔制　　法〕将前2味捣碎或切薄片，与冰片一并置容器中，加入白酒，
密封，浸泡5～7天后即可取用。

〔功能主治〕解毒止痒。用于痱子、疮疖等。

〔用法用量〕外用：涂搽患处，每日搽3～5次。

〔处方来源〕 《药酒汇编》

地龙酊

〔处　　方〕鲜地龙30g • 生茶叶10g • 75%乙醇200ml

〔制　　法〕将前2味置容器中，加入75%乙醇，密封，浸泡3～5日后，
去渣即得。

〔功能主治〕清热解毒，祛风通络。用于痱子。

〔用法用量〕外用：取此酊少许倒入手心，揉擦患处，每日3～4次。

〔处方来源〕 《辽宁中医杂志》

冰黄酒

〔处　　方〕生大黄6g • 黄连5g • 冰片4g • 白酒（或75%乙醇）
150ml

〔制　　法〕3药装入瓶内，加白酒（或75%乙醇）150ml浸泡，加盖徐

徐摇动使其充分溶解，即可使用。

〔功能主治〕解毒止痒。用于痱子。

〔用法用量〕外用：用棉签蘸药酒涂于患部，每日3～5次。

处方来源　《四川中医》1985，3（7）：37

苦黄酊

〔处　　方〕苦参20g・大黄20g・黄连10g・黄芩10g・冰片10g・白芷15g・丝瓜叶20g・75%乙醇300ml

〔制　　法〕将前7味（冰片后入）捣碎或切薄片，置容器中，加入60%乙醇，密封，浸泡2～3天后，加入冰片，溶化后，即可取用。

〔功能主治〕清热解毒，燥湿止痒。用于痱子、暑疖。

〔用法用量〕外用：涂搽患处，日涂3次。

处方来源　《中国药酒配方大全》

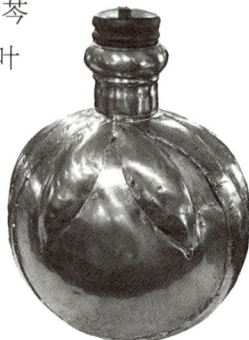

参冰三黄酊

〔处　　方〕苦参20g・冰片10g・雄黄10g・黄连10g・生大黄20g・75%乙醇300ml

〔制　　法〕将前5味（冰片除外）捣碎或切薄片，置容器中，加入75%乙醇，密封，浸泡2～3天后，加入冰片，溶化后即可取用。

〔功能主治〕解毒止痒。用于痱子。

〔用法用量〕外用：涂搽患处，日搽3～4次。

❗ **注意事项：防止药入眼内。**

处方来源　《四川中医》

十四、狐臭（腋臭）用药酒

狐臭酊

〈处　　方〉枯矾20g • 密陀僧15g • 滑石15g • 樟脑10g • 轻粉
5g • 冰片5g • 95%乙醇250ml

〈制　　法〉将前6味共研细末，置容器中，加入95%乙醇，密封，浸
泡1周后，过滤取汁，贮瓶备用。

〈功能主治〉解毒敛汗，杀虫止痒。用于狐臭。

〈用法用量〉外用：先用温开水洗净患处，再用棉球蘸药液涂搽患部，
每日涂搽3~5次，以愈为度。

〈处方来源〉《百病中医熏洗熨擦疗法》

藁本苦酒方

〈处　　方〉藁本3g • 川芎3g • 细辛3g • 杜衡3g • 辛夷3g • 白酒
200ml

〈制　　法〉将前5味共研细末或切薄片，置容器中，加入白酒，密封，
浸渍1日，再煎10分钟，贮存待用。

〈功能主治〉芳香避臭。用于狐臭。

〈用法用量〉外用：涂搽患处，日搽数次。

〈处方来源〉唐·《外台秘要》

十五、鸡眼用药酒

补骨脂酊Ⅲ

〈处　　方〉补骨脂300g • 75%~95%医用乙醇1L

〈制　　法〉将上药捣碎，置容器中，加入乙醇，密封，浸泡（经常摇
动）7天后，滤过，分装小瓶备用。

〈功能主治〉补肾通阳，温通血脉，祛风止痒。用于鸡眼、白癜风。

〈用法用量〉外用：鸡眼，先用温水浸洗后，用小刀将鸡眼上的厚皮刮
掉（以不出血为度），然后用火柴棒蘸药水涂患，待其自
干。以后每日如上法用药1次。5~7天后患处发黑变软，继
续涂数日即自行软化或脱落。白癜风：外涂患处，日1次。

> ❗ **注意事项**：用前将瓶摇动数下，使之药性均匀；用后瓶要密封保存，以防挥发。

处方来源 《药酒汇编》

鸡眼膏酒

〈处　　方〉水杨酸85g • 苯甲酸10g • 磺胺2~3g • 普鲁卡因2~3g • 樟丹0.2g • 白糖适量 • 高粱酒200ml

〈制　　法〉将前6味研细过筛，混合，置入净瓶中，倒入高粱酒（以浸过药面为度），密封备用。

〈功能主治〉蚀恶肉，化角质，解毒止痛。用于鸡眼、恶疮。

〈用法用量〉外用：先用温水浸泡患处，揩干，取胶布一块（中间剪一略大于病损的小洞）贴于患处（以保护周围正常皮肤），再取鸡眼膏（用时搅匀）少许填于胶布孔皮肤处。病损若在足底，先用棉花搓一小绳，围在膏药周围，以防行走时药膏外溢。上面再贴一层胶布固定。1周后，取胶布，可见病损组织呈灰白色，用钝器（如木棒、竹片）等行钝性剥离，坏死组织很容易剥脱，不痛，不出血。若小鸡眼即可连根取出，一般1次可愈，若病损较大，1次未除根，可重复用药。

处方来源 《中药制剂汇编》

〈附　　记〉一般1次，最多2~3次即愈。

十六、结节性痒疹用药酒

去结药水

〈处　　方〉补骨脂15g • 鸦胆子9g • 黄连9g • 冰片6g • 雄黄6g • 轻粉3g • 75%医用乙醇100ml

〈制　　法〉将前6味（鸦胆子去壳用核仁）捣碎，置容器中，加入75%医用乙醇，密封浸泡7天后即可取用。

〈功能主治〉解毒，腐蚀，止痒。用于结节性痒疹。

〔用法用量〕外用：用棉签蘸药液涂于结节表面，日涂数次。勿涂至正常皮肤。

〔处方来源〕《重庆医药》

十七、毛虫皮炎用药酒

丁薄搽剂

〔处　　方〕公丁香30g • 薄荷脑5g • 95％医用乙醇750ml
〔制　　法〕将公丁香研细置容器中，加入95％乙醇密封，经常摇动，浸泡3天以上（使药汁浸出为宜），然后用纱布过滤去渣。取汁加入薄荷脑，待溶解后，装瓶密封，备用。
〔功能主治〕消炎止痛。用于毛虫皮炎、痛不可忍。
〔用法用量〕外用：先将患处用橡皮胶布粘去刺入皮肤内的毒毛，再用棉签蘸药液，涂搽患处，每日涂搽2～3次。

〔处方来源〕《百病中医熏洗熨擦疗法》

〔附　　记〕临床证明：本品不但治毛虫皮炎疗效显著、无副作用，而且用于治疗牙痈、花斑癣、癣疹、荨麻疹、药物性皮炎等疾病，亦有良效。

十八、梅毒用药酒

止痛妙绝酒

〔处　方〕人参6g • 大黄6g • 乳香3g • 没药末3g • 白酒100ml
〔制　　法〕人参、大黄合酒、水各一半，煎至100ml，入乳香末，没药末即得。
〔功能主治〕扶正，活血，止痛。用于治梅毒肿硬。不消不溃，疼痛不已，一服立即止痛。
〔用法用量〕口服：每次空腹20ml，每日2次。

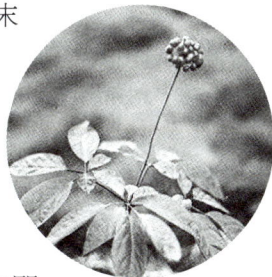

处方来源 明·《赤水玄珠》

〈附　　记〉梅毒：又称横痃，见《外科正宗》。指性病引起的腹股沟淋巴结肿大，多在下疳痊愈后出现。初起较小，渐次长大，坚而稍痛，皮色不变，日久可以破溃，不易收口，是第一期梅毒的表现。

杨梅疮酒

〈处　　方〉小磨麻油100ml • 白酒1L
〈制　　法〉用无灰酒50ml加入上好小磨麻油5ml，隔汤炖热。
〈功能主治〉解毒。用于治杨梅疮。
〈用法用量〉每日清晨隔汤炖热饮服。

处方来源 《精选集验良方》

金蝉脱壳酒

〈处　　方〉大蛤蟆（去内脏）1个 • 土茯苓150g • 白酒2.5L
〈制　　法〉上药同贮于瓶中，瓶口封严，重汤煮40分钟左右，香气出时取出，去渣备用。
〈功能主治〉解毒，利湿。用于杨梅疮，结毒筋骨疼痛。
〈用法用量〉口服：饮酒，以醉为度，无论冬夏，盖暖出汗为效。余存之酒，次日随量饮之，酒尽疮愈。

❗ 注意事项：忌房事。

处方来源 《药酒验方选》